HEMORROIDES
Alimentos y Plantas Medicinales

Isabel M. Rivero

AVISO LEGAL Y CREDITOS

**HEMORROIDES. Alimentos y Plantas Medicinales.
Copyright ©2018 Isabel M. Rivero**
Todos los derechos reservados

Queda estrictamente prohibida la reproducción total o parcial de esta obra, así como su incorporación a sistemas informáticos o su transmisión por cualquier medio (electrónico, mecánico, fotocopia, grabación u otros), sin previa autorización por escrito de la titular del copyright. La vulneración de estos derechos constituye una violación a la propiedad intelectual.

Gracias por respetar este trabajo. Solo si todos colaboramos y evitamos la piratería, será posible continuar publicando nuevos ebooks en el futuro.

Cuarta edición, ampliada: Octubre 2024
Diseño de portada: Desirée Mendoza M.
Fotografías de: Buntysmum y Imagemo via Pxabay

Este libro proporciona información general y no sustituye el asesoramiento médico profesional. Ni el editor ni la autora serán responsables de daños de cualquier tipo derivados del uso de este contenido. El lector asume la responsabilidad total por sus decisiones, acciones y resultados.

Este libro debe utilizarse únicamente como referencia y nunca como un manual médico. Su propósito es ayudarle a tomar decisiones informadas sobre su salud. No pretende sustituir ningún tratamiento que su médico le haya indicado.

Prólogo: Una Guía para el Bienestar

Queridas lectoras y lectores,

¡Bienvenidos a este viaje hacia una mejor salud! Desde que comencé a compartir mis conocimientos y experiencia, mi mayor motivación ha sido poder contribuir de manera positiva a sus vidas. Por eso, a través de estas páginas, quiero ofrecerles información valiosa y recursos prácticos que realmente puedan ayudarles a sentirse mejor.

En este libro, cada consejo y remedio ha sido cuidadosamente seleccionado por su efectividad comprobada y facilidad de aplicación en el día a día. Encontrarán no solo plantas medicinales, suplementos y alimentos accesibles, sino también información médica detallada sobre este problema de salud, consejos adicionales y respuestas a las preguntas más frecuentes, para que tengan una guía práctica, completa y confiable.

Mi meta es que esta obra sea su compañera valiosa y práctica, un recurso donde hallarán herramientas concretas para acompañarles en su camino hacia una vida más saludable y plena. Saber que este trabajo tiene un impacto positivo me llena de alegría y me motiva a seguir adelante. Aunque escribir requiere esfuerzo, tiempo y constancia, comprobar que mis libros marcan una diferencia real en sus vidas es mi mayor recompensa.

Y porque sus experiencias son mi mayor fuente de inspiración, me encantaría que me escribieran contándome sobre sus avances. Pueden contactarme a través de mi correo electrónico: **isabelmriveror@gmail.com**, donde estaré encantada de leer sus historias y comentarios.

Espero de corazón que esta guía práctica se convierta en su pilar indispensable en el camino hacia una mejor salud y bienestar. Gracias por permitirme ser parte de vuestra vida.

Con cariño,

                                      Isabel

INTRODUCCIÓN

En el camino hacia una salud plena, es vital entender que ningún remedio "milagroso" –ya sea un medicamento, planta, suplemento o alimento– puede resolver una enfermedad por sí solo. Centrarse únicamente en aliviar los síntomas, sin tratar la causa subyacente, suele conducir a recaídas frecuentes. En cambio, abordar la raíz del problema no solo reduce los síntomas gradualmente, sino que fomenta una recuperación sostenible y duradera.

Quizá en algún momento hayas sentido frustración porque ciertos tratamientos no funcionaron como esperabas. Esto ocurre porque la verdadera restauración de la salud requiere un enfoque integral que atienda la causa real del problema. Este enfoque no solo incluye tratamientos efectivos, sino también mejoras en la alimentación, un sueño reparador, la gestión adecuada del estrés y un estilo de vida saludable. Estos pilares fortalecen el proceso de recuperación y maximizan la capacidad natural del cuerpo para sanar.

Este libro es una guía hacia esa filosofía integral de salud. Desde el primer capítulo, aprenderás a identificar las causas principales asociadas con esta patología, reconocer sus síntomas, los distintos tipos, señales de alerta, posibles complicaciones y pruebas médicas clave para obtener un diagnóstico preciso. A partir de ahí, capítulos dedicados a la alimentación, menús recomendados y enfoques naturales, como suplementos y remedios herbales, te guiarán hacia un progreso constante en tu bienestar.

El capítulo **"Plan práctico recomendado"** reúne de forma sencilla y accesible los elementos esenciales de este enfoque integral. Desde ahí, tendrás la libertad de adaptar y seleccionar las estrategias que mejor se ajusten a tus necesidades y preferencias.

Todas las recomendaciones de este libro están respaldadas por evidencia científica. No son opiniones ni soluciones improvisadas, sino información verificada. Al final encontrarás una bibliografía que respalda su contenido.

LAS HEMORROIDES

Las conocidas almorranas, ampliamente denominadas hemorroides, constituyen una condición médica muy frecuente que afecta a personas de todas las edades y de distintos lugares del mundo. Aunque pueden ser molestas e incluso dolorosas en algunos casos, lo cierto es que rara vez representan un problema grave. Lo mejor de todo es que, con los tratamientos disponibles hoy en día y algunos ajustes en el estilo de vida, es completamente posible aliviar los síntomas y recuperarse eficazmente.

Entender esta afección y los factores que contribuyen a su desarrollo es un paso imprescindible para abordarla con éxito y mejorar la calidad de vida. Las almorranas aparecen debido a la inflamación o dilatación de las venas que se ubican en la región anal y rectal. Según su localización, podemos hablarnos de dos variantes principales: internas, que tienden a pasar desapercibidas al principio, y externas, que suelen ser más visibles y provocar mayor incomodidad.

Las primeras, localizadas dentro del recto, no son visibles al ojo humano ya que se sitúan por encima de un límite anatómico conocido como línea pectínea. Estas estructuras hacen parte de los tejidos submucosos que, al inflamarse, forman pequeños cojinetes o almohadillas vasculares. En etapas iniciales, estos casos suelen manifestarse como leves sangrados al evacuar y, raramente, ocasionan dolor debido a la baja cantidad de terminaciones nerviosas en esa zona. Sin embargo, cuando avanzan, pueden sobresalir del canal anal, agravando la incomodidad.

En cuanto a las externas, estas se ubican justo debajo de la piel que rodea el ano, lo que las hace fácilmente detectables e incluso dolorosas. Las protuberancias que las caracterizan suelen inflamarse al punto de dificultar actividades como sentarse o caminar. Esta variedad de almorranas está asociada con factores como el estreñimiento, el esfuerzo excesivo durante la evacuación, el embarazo o la falta de una dieta equilibrada en fibra. Asimismo, pasar mucho tiempo sentado, el sedentarismo e incluso el estrés, pueden ser desencadenantes habituales.

De forma general, tanto las internas como las externas son provocadas por un aumento de presión en las venas de esta región del cuerpo. Dicha presión, derivada de tensiones al evacuar, sedentarismo prolongado o mala circulación, termina debilitando las paredes de los vasos sanguíneos, lo que facilita su inflamación. Factores adicionales como la predisposición genética, el sobrepeso, un consumo excesivo de alcohol, o incluso la edad avanzada también suelen ser contribuyentes al desarrollo de la enfermedad.

En ocasiones, las hemorroides externas pueden complicarse mediante la formación de coágulos, un proceso conocido como trombosis. Este cuadro clínico genera dolores agudos, hinchazón severa y la aparición de bultos endurecidos alrededor del ano, lo cual puede resultar alarmante para el paciente. No obstante, con atención médica adecuada, estos casos pueden resolverse relativamente rápido, reduciendo el malestar.

El cuerpo humano responde de maneras particulares a esta condición. En el caso de las internas, las venas afectadas pierden progresivamente el soporte natural de los tejidos que las sostienen, lo que permite que sobresalgan de su ubicación normal. Por otro lado, las externas, al desarrollarse en una región anatómicamente más sensible, tienden a ser dolorosas al tacto debido a la densidad de terminaciones nerviosas en el área.

Los síntomas específicos varían dependiendo de la ubicación. Mientras que las internas pueden causar sangrado sin mayores molestias físicas, las externas suelen provocar escozor, dolor continuo y problemas para mantener actividades cotidianas. Por fortuna, existen diversas soluciones para aliviar ambas situaciones, desde medidas caseras hasta intervenciones médicas mínimamente invasivas.

Mantener una correcta hidratación, evitar las sesiones prolongadas en el baño y adoptar una rutina regular de actividad física pueden generar mejoras realmente notables. Además de estos hábitos, existen numerosas opciones de tratamiento que merece la pena explorar.

Si estás lidiando con hemorroides, no te desanimes: no estás sola/o. Esta afección es muy común y, lo más alentador, es que resulta altamente manejable. Con el conocimiento adecuado, medidas proactivas y la guía correcta, puedes aliviar significativamente tu malestar y recuperar el control de tu bienestar. Este libro está aquí para acompañarte en cada paso del camino, ofreciéndote valiosas perspectivas sobre las causas, tratamientos y ajustes en el estilo de vida que pueden marcar una gran diferencia. Más allá de tratar únicamente los síntomas, descubrirás consejos prácticos, remedios complementarios y soluciones naturales que te ayudarán a sentirte segura/o durante tu proceso de recuperación. Recuerda, tomar el primer paso para entender y manejar tu condición ya es un avance significativo.

Síntomas

Los signos relacionados con las hemorroides pueden manifestarse de diversas maneras, dependiendo tanto del tipo como de la gravedad de la afección. A continuación, se presenta un listado de los síntomas más frecuentes que suelen acompañar a este problema de salud, para ayudarte a identificarlos de forma clara y oportuna:

- **Sangrado rectal**: El sangrado es uno de los síntomas más frecuentes y característicos de las hemorroides. Al evacuar, puede aparecer sangre de color rojo brillante que, generalmente, se encuentra adosada a las heces, mancha el papel higiénico o se presenta como un chorro fino que deja marcas en el inodoro. Es importante destacar que, en el caso de las hemorroides, la sangre no se mezcla directamente con las heces.

Aunque el sangrado rectal no es normal en ninguna circunstancia, no siempre está relacionado con la gravedad de las hemorroides. Algunas personas sangran debido a la fragilidad de la piel, mientras que otras, incluso con hemorroides más grandes o avanzadas, no experimentan este síntoma. La cantidad de sangre también puede variar; puede tratarse de unas pocas gotas o, en otros casos, una hemorragia más significativa. Generalmente, este sangrado dura unos días, cesa y puede reaparecer semanas o meses después. Por lo general, no ocurre entre evacuaciones, salvo que una hemorroide interna prolapse y salga fuera del ano.

Factores como el uso de ropa ajustada, especialmente jeans, pueden agravar las hemorroides externas, causando úlceras debido al roce constante en la zona afectada.

Si el sangrado es casi diario, persiste por más de cinco días o es muy abundante, es imprescindible consultar al médico. Sangrar de forma prolongada puede provocar anemia o ser un síntoma de algo más grave, como cáncer de colon o recto. En estos casos, la sangre suele mezclarse con las heces y tiende a tener un color más oscuro. Buscar atención médica de manera temprana permite tratar cualquier problema a tiempo, aumentando las posibilidades de una recuperación favorable.

• **Dolor o malestar**: En general, las hemorroides no complicadas no causan dolor. Suelen generar, como mucho, una sensación de pesadez o presión en la parte final del recto. Sin embargo, el dolor aparece únicamente cuando hay complicaciones como trombosis, infecciones, ulceraciones, fisuras, abscesos, papilitis o criptitis, entre otras.

Un dolor que comienza entre 15 y 20 minutos después de defecar, incrementa gradualmente, dura varias horas y se alivia para reaparecer tras la siguiente evacuación, probablemente indique la presencia de una fisura o grieta anal. Por otra parte, si el dolor surge de forma repentina, es constante, persiste durante la noche y se alivia después de uno o dos días, acompañado de un bulto en el ano, es posible que se trate de una trombosis hemorroidal, que ocurre por la obstrucción de una vena debido a un coágulo sanguíneo.

Si el dolor es similar al de la trombosis pero acompañado de fiebre y malestar general, podría tratarse de un absceso rectal, que implica la acumulación de pus en la zona. En ocasiones también pueden presentarse "crisis hemorroidales", una complicación en la que las hemorroides se inflaman sin llegar a la trombosis. Esto provoca una molestia constante en el recto, sensación de hinchazón como si hubiera algo extraño o como si la evacuación fuera incompleta. Este dolor se agrava al defecar y puede resultar incómodo al caminar.

Aunque el dolor en el ano podría ser causado por cáncer anal, el cáncer rectal generalmente no produce dolor inicialmente. Ante cualquier duda, buscar atención médica es esencial.

El dolor asociado a las hemorroides puede variar desde una leve incomodidad o presión hasta un dolor agudo e intenso. Por lo general, se relaciona con las hemorroides externas, ya que las venas dilatadas pueden irritarse fácilmente debido a la fricción durante actividades diarias como caminar, sentarse o defecar. Si hay hemorroides trombosadas, el dolor puede ser especialmente intenso debido al coágulo presente.

• **Picores e irritación**: La piel alrededor del ano puede irritarse y causar picor debido al contacto con las hemorroides. La intensidad de esta sensación varía, desde leve hasta muy fuerte, pudiendo generar cosquilleo o deseos incontrolables de rascarse. Es común que el picor sea más pronunciado al acostarse o durante la noche.

Estos picores suelen prolongarse durante días, semanas o incluso meses, con períodos en los que mejoran y otros en los que empeoran. Con el tiempo, la duración del picor puede aumentar y los intervalos sin molestias hacerse más cortos.

Si no se aplica un tratamiento adecuado, la irritación y el picor pueden extenderse más allá del ano, afectando áreas como la vagina y periné en mujeres, o las ingles, el pliegue entre las nalgas, los muslos y la base del pene en hombres.

La causa principal de estos picores es la humedad provocada por una secreción anal asociada a diversas razones:

- Hemorroides que sobresalen junto con la mucosa rectal, la cual humedece la piel circundante.

- Hemorroides grandes que, en lugar de sangrar, producen una mayor cantidad de secreción, y, al combinarse con los gases, esta humedad irrita la piel.

- Hemorroides pequeñas, que, junto con un debilitamiento de la musculatura anal, favorecen la constante humedad del área.

- Higiene excesiva o mal realizada, ya que algunos pacientes experimentan picor por lavados frecuentes, baños de asiento prolongados o por no secarse correctamente, dejando la zona húmeda por tiempo prolongado.

• **Prolapso:** En algunos casos, las hemorroides internas pueden prolapsar, es decir, salirse del canal anal, ya sea durante las evacuaciones intestinales o incluso en reposo. Este prolapsamiento suele presentarse al defecar y, para alguien sin formación médica, puede ser complicado identificar si los bultos que se perciben al lavarse son coágulos externos, hemorroides externas inflamadas, hemorroides internas prolapsadas, un tumor que sobresale del interior o un prolapso rectal. Por ello, es fundamental acudir a tu médico para obtener un diagnóstico preciso.

Ante la dificultad para identificar el origen de los bultos en el ano, estas señales pueden servir como orientación inicial:

- *Hemorroides internas prolapsadas*: Se presentan como bultos blandos y rojizos. En general, no causan dolor, pueden retraerse dentro del ano espontáneamente o con ayuda y suelen aparecer durante la defecación, aunque en algunos casos permanecen fuera.

- *Trombosis*: Los bultos son de color violáceo, con una textura dura y suelen ser muy dolorosos.

- *Fibroma o fisura anal*: Se caracteriza por un dolor intenso que surge entre 15 y 20 minutos después de evacuar. Este dolor desaparece tras 6-9 horas y se repite al día siguiente bajo las mismas circunstancias.

- *Absceso*: Los bultos son más difusos, acompañados de un dolor constante que, además, puede estar asociado con fiebre.

- *Pólipo exteriorizado o tumor*: Aparecen como bultos muy duros y rojizos, acompañados de sangrado, aunque por lo general no producen dolor. Es crucial consultar al médico, ya que podría ser un signo temprano de cáncer.

Además de aparecer durante la evacuación, también es posible que las hemorroides prolapsen después de realizar un esfuerzo físico intenso o tras pasar mucho tiempo de pie. Inicialmente, estas hemorroides suelen retraerse de manera espontánea dentro del ano. Sin embargo, con el paso del tiempo, meses o incluso años, puede ser necesario reintroducirlas manualmente. Para ello, es más fácil hacerlo si te acuestas boca arriba, te relajas, flexionas las rodillas y separas las piernas al mismo tiempo que las empujas suavemente hacia adentro. En casos más avanzados, podría ser necesario ejercer presión con toda la mano para estabilizarlas.

Por otro lado, las hemorroides que permanecen en el exterior pueden sufrir estrangulamiento debido a un espasmo del esfínter anal. Esto tiene como consecuencia que la sangre contenida en ellas se coagule, lo que provoca inflamación y un dolor intenso. Esta situación puede derivar en un cuadro clínico complicado, caracterizado por un dolor incapacitante que, si no se trata quirúrgicamente, puede volverse insoportable y no aliviarse con ningún tipo de medicamento.

- **Sensación de plenitud o presión**: Muchas personas pueden experimentar una sensación de llenura, plenitud o presión en el área anal debido a las hemorroides. Esta sensación es incómoda y, en algunos casos, puede agravarse después de períodos prolongados de estar sentado o tras las evacuaciones intestinales.

- **Incomodidad durante la evacuación intestinal**: La presencia de hemorroides puede ocasionar dificultades al evacuar. Esto se debe a la sensación de obstrucción o bloqueo, resultado de la inflamación en la zona, lo que genera molestias durante la defecación.

- **Sensación de bulto o masa en el área anal**: Las hemorroides prolapsadas, especialmente las externas, suelen manifestarse como protuberancias o bultos perceptibles en el área anal. Estas masas pueden ser sensibles al tacto y provocar dolor o incomodidad al sentarse o durante las evacuaciones.

- **Fuga de heces o moco**: En algunos casos, las hemorroides pueden causar pérdida involuntaria de heces o moco. Esto ocurre debido a la irritación e inflamación en el área anal, situación más común si las hemorroides están prolapsadas o si hay infecciones o irritaciones adicionales.

- **Sensibilidad al tacto o al roce**: Las hemorroides inflamadas y doloridas pueden volverse extremadamente sensibles al contacto. Actividades como limpiarse después de usar el baño o sentarse pueden ser especialmente incómodas o dolorosas debido al roce en la zona afectada.

- **Tenesmo**: El término "tenesmo" hace referencia a la sensación persistente e incómoda de necesitar evacuar, aun cuando la defecación resulta incompleta o no se expulsa absolutamente nada. Esto sucede porque en el interior del recto no hay terminaciones nerviosas que perciban el dolor, aunque sí las que detectan el calor y el frío. No obstante, existen terminaciones nerviosas sensibles a la presión, responsables de generar la sensación de ocupación dentro del recto, lo que provoca estos impulsos recurrentes de querer defecar.

- **Ensuciamiento**: En hemorroides de grado III y IV, el ensuciamiento puede ocurrir debido a la secreción de mucosidad. Esta mucosidad, junto con los bultos anales colgantes asociados, dificulta mantener una buena higiene en la zona, derivando en manchas de ropa interior. Este problema puede resultar incómodo, siendo un indicador importante para tratar adecuadamente las hemorroides y evitar complicaciones mayores.

Es fundamental señalar que los síntomas asociados a las hemorroides pueden diferir significativamente entre las personas, dependiendo de factores como la gravedad de la condición, el estilo de vida, la dieta y la presencia de otros problemas de salud subyacentes. Además, hay quienes presentan síntomas muy leves o, incluso, permanecen asintomáticos, lo cual puede complicar el diagnóstico y retrasar su identificación.

Tipos de hemorroides

Las hemorroides se dividen en dos tipos principales: internas y externas. Esta clasificación se basa en su ubicación anatómica y cada tipo presenta características y síntomas específicos. A continuación, exploraremos en detalle las particularidades de cada una, para ayudarte a comprender mejor esta condición.

TIPOS PRINCIPALES DE HEMORROIDES

- **Hemorroides internas**: Se desarrollan dentro del recto, ubicándose por encima de la línea dentada, una zona donde el revestimiento del intestino grueso se encuentra con la piel del área anal. A menudo, las hemorroides internas son menos dolorosas que las externas, ya que no están sometidas a fricción directa. Aunque generalmente no son visibles, pueden provocar síntomas como:

    - *Sangrado*: Un síntoma común es la aparición de sangre roja brillante en las heces o el papel higiénico tras la evacuación intestinal, ocasionada por el roce o irritación de las hemorroides internas.

    - *Prolapso*: En ciertos casos, las hemorroides internas pueden protruir a través del canal anal durante las evacuaciones o incluso en reposo. Aunque suelen regresar espontáneamente a su posición, en situaciones más graves pueden requerir tratamiento para ser reubicadas.

    - *Sensación de incomodidad*: Muchas personas perciben una sensación de llenura, presión o plenitud en el área anal, causada por la inflamación y el aumento de tamaño de las hemorroides internas.

- **Hemorroides externas**: Se localizan debajo de la piel que rodea el ano, siendo más visibles y dolorosas que las hemorroides internas. Estas se encuentran por debajo de la línea dentada y pueden estar cubiertas por piel o presentar una tonalidad púrpura. Los síntomas más comunes incluyen:

- *Dolor*: Las hemorroides externas suelen provocar dolor intenso, especialmente al sentarse, caminar o durante la evacuación intestinal. Este malestar se origina por la presión sobre las venas inflamadas.

- *Picazón e irritación*: La piel que rodea el ano puede irritarse, causando molestias y picazón, debido al contacto constante con las hemorroides externas y el roce asociado.

- *Trombosis hemorroidal*: En algunos casos, un coágulo de sangre puede formarse dentro de una hemorroide externa, conocida como trombosis hemorroidal. Esto genera un dolor agudo y una inflamación significativa en la zona afectada.

Es importante mencionar que algunas personas pueden tener hemorroides internas y externas de manera simultánea. Por otra parte, las hemorroides internas pueden prolapsar y salir del canal anal, lo que genera hemorroides mixtas, combinando las características y síntomas de ambas formas.

SUBTIPOS DE HEMORROIDES

Además de las hemorroides internas y externas, existen subtipos menos frecuentes que también tienen relevancia clínica. Estos subtipos se diferencian por características específicas y, en muchos casos, pueden necesitar un tratamiento personalizado. A continuación, se describen algunos ejemplos:

- **Hemorroides prolapsadas**: Se caracterizan por el desplazamiento o salida de las hemorroides internas a través del canal anal, lo que puede ocurrir durante las evacuaciones intestinales o incluso en reposo. En algunos casos, es necesario empujarlas manualmente para reubicarlas. Las hemorroides prolapsadas pueden clasificarse como internas o externas y, dependiendo de la cantidad de tejido que haya prolapsado, pueden ser dolorosas o no.

- **Hemorroides trombosadas**: Se producen cuando un coágulo de sangre se forma dentro de las hemorroides externas, generando una inflamación pronunciada. Esto provoca un dolor agudo e intenso en el área afectada. Las hemorroides trombosadas suelen presentarse como bultos azulados o púrpuras en el borde del ano y, con frecuencia, requieren intervención médica para aliviar el dolor y reducir la inflamación.

- **Hemorroides mixtas**: Este tipo combina la presencia de hemorroides internas y externas. Pueden causar dolor y manifestar síntomas característicos de ambos tipos. Las hemorroides mixtas generalmente requieren un tratamiento integral que considere tanto las internas como las externas para lograr un alivio efectivo.

- **Hemorroides de grado**: Las hemorroides se clasifican en diferentes grados según su severidad, utilizando una escala de I a IV. Esta clasificación ayuda a determinar la gravedad de la afección y guiar el tratamiento adecuado:

    - *Grado I*: Estas hemorroides son pequeñas y permanecen dentro del canal anal, sin prolapsar. Generalmente, no presentan síntomas significativos, aunque ocasionalmente pueden causar un leve sangrado durante las evacuaciones intestinales.

    - *Grado II*: Las hemorroides de este grado pueden salir del canal anal durante las evacuaciones, pero regresan de manera espontánea al finalizar. Los síntomas incluyen sangrado y cierta incomodidad.

    - *Grado III*: En este caso, las hemorroides prolapsan durante las evacuaciones y no regresan solas, requiriendo ser empujadas manualmente para volver a su posición original.

    - *Grado IV*: Son hemorroides continuamente prolapsadas, que no pueden reintroducirse manualmente en el canal anal. Estas pueden ser muy dolorosas y frecuentemente requieren algún tipo de tratamiento médico o quirúrgico.

Es importante señalar que la evaluación y el manejo de las hemorroides deben individualizarse. Si experimentas síntomas relacionados, consulta a tu médico para recibir un diagnóstico adecuado y un plan de tratamiento adaptado a tu situación.

Causas

Las hemorroides, también conocidas como almorranas, son dilataciones inflamadas de las venas en la región del recto y el ano. Aunque se trata de una afección bastante común, las causas exactas que las originan no se comprenden por completo. No obstante, diversos factores pueden contribuir de manera significativa a su aparición. A continuación, se ofrece una explicación más detallada sobre las posibles causas de las hemorroides:

CAUSAS MAS COMUNES

• **Presión excesiva en las venas:** La principal causa de las hemorroides es la presión excesiva en las venas de la región anal. Esto puede ocurrir debido a varios factores, como el estreñimiento crónico, el esfuerzo excesivo durante la evacuación intestinal, el embarazo y el parto. La presión prolongada en las venas dificulta el flujo sanguíneo, lo que puede llevar a la inflamación y dilatación de las venas hemorroidales.

• **Estreñimiento crónico:** El estreñimiento frecuente y la dificultad para evacuar aumentan la presión sobre las venas del área anal. Las heces duras y secas requieren un esfuerzo adicional para ser expulsadas, lo que puede contribuir al desarrollo de las hemorroides. La falta de fibra en la dieta, la ingesta insuficiente de líquidos y un estilo de vida sedentario son factores que pueden contribuir al estreñimiento crónico.

• **Embarazo y parto:** Durante el embarazo, el aumento de peso del útero ejerce presión sobre las venas en la pelvis, lo que puede dificultar el flujo sanguíneo y provocar la aparición de hemorroides. Además, el esfuerzo durante el parto puede agravar aún más esta condición. Es común que las hemorroides desarrolladas durante el embarazo desaparezcan después del parto, pero en algunos casos pueden persistir.

• **Diarrea crónica:** Aunque las hemorroides se asocian generalmente con el estreñimiento, la diarrea crónica también puede ser una causa. La diarrea frecuente y líquida puede irritar las venas anales y rectales, lo que puede conducir a la inflamación y la formación de hemorroides.

• **Factores hereditarios:** Existe evidencia que sugiere que pueden tener una predisposición genética. Si tienes antecedentes familiares de hemorroides, es posible que tengas un mayor riesgo de desarrollar esta condición.

Las hemorroides no se heredan directamente, pero la predisposición a desarrollarlas puede estar relacionada con la debilidad del tejido conjuntivo, que es responsable de sostener otros tejidos. Esta debilidad puede llevar a la elongación y protrusión de las hemorroides a través del recto. Además, las personas con esta predisposición hereditaria pueden ser más propensas a desarrollar hernias diversas, así como la caída de órganos como el riñón, el intestino o los órganos genitales femeninos.

- **Estilo de vida sedentario**: Pasar largos periodos de tiempo sentado, especialmente en una posición incómoda o en superficies duras, puede aumentar la presión en las venas del área anal y contribuir al desarrollo de las hemorroides. Además, la falta de actividad física regular puede afectar el sistema circulatorio y aumentar el riesgo de sufrir esta afección.

- **Envejecimiento**: A medida que envejecemos, los tejidos del cuerpo se vuelven menos elásticos y resistentes. Esta pérdida de elasticidad puede afectar las venas y contribuir al desarrollo de las hemorroides en personas mayores.

- **Obesidad**: El exceso de peso corporal puede contribuir a la formación o empeoramiento de las hemorroides debido al aumento de la presión abdominal sobre el suelo pélvico. Esta presión adicional puede ejercer tensión sobre las venas anales y rectales, provocando su inflamación y dilatación.

- **Defecación**: La forma en que evacuamos puede ser uno de los factores más importantes en el desarrollo de las hemorroides, tanto en casos de estreñimiento como de diarrea. Hay dos posibles escenarios:

    - *Estreñimiento crónico*: Los esfuerzos realizados durante la evacuación pueden provocar la dilatación de las hemorroides, aumentando su tendencia a salir del recto. Además, el paso de heces duras puede irritar las hemorroides, agravando aún más la condición.

    - *Diarrea crónica*: Aunque no suelen causar hemorroides directamente, pueden desencadenar una crisis hemorroidal. En estos casos, las heces suelen ser más irritantes tanto para las hemorroides como para el ano, lo que puede resultar en la ruptura de vasos sanguíneos o irritaciones intensas y molestas.

- **Existencia de trastornos circulatorios o varices**: Los trastornos circulatorios y las varices pueden contribuir al desarrollo de hemorroides. Estas condiciones afectan el flujo sanguíneo y la circulación adecuada en el área anal y rectal, aumentando el riesgo de inflamación y dilatación de las venas hemorroidales.

CAUSAS ALIMENTICIAS

Algunos factores de una alimentación inadecuada pueden influir en el desarrollo de las hemorroides, ya que pueden causar dilatación de las venas y desencadenar crisis hemorroidales debido a su abuso. Son los siguientes:

- **Consumo excesivo de alcohol**: Cuanto mayor sea el contenido de alcohol en las bebidas, mayor puede ser la dilatación de las hemorroides.

- **Alimentos picantes**: Estos alimentos pueden dilatar las venas, incluyendo las hemorroides.

- **Café**: En pequeñas cantidades no suele ser un problema, pero en cantidades elevadas puede causar dilatación de las venas.

- **Mariscos**: El abuso de mariscos puede ocasionar una crisis hemorroidal.

- **Exceso de alimentos ácidos**: Consumir en exceso cítricos como naranjas, limones, piñas, fresas, pomelos, así como ácidos como el vinagre, puede hacer que las heces sean ácidas y al ser expulsadas, irriten las hemorroides y la piel del ano. Esto es más evidente en personas que sufren de fisuras anales o que tienen heridas debido a cirugías previas en la zona anorrectal.

- **Salazones**: Los alimentos muy salados pueden provocar retención de líquidos y, por lo tanto, hinchazón de las hemorroides. Ejemplos de estos alimentos son arenques, quesos fuertes, aceitunas, anchoas, entre otros.

- **Chocolate**: El cacao suele causar estreñimiento, lo cual es un factor que predispone a las crisis hemorroidales.

HORMONAS FEMENINAS

- **Embarazo**: Durante el embarazo, el organismo segrega hormonas que aumentan el diámetro de los vasos sanguíneos, permitiendo un mayor flujo de sangre. Esto predispone a la aparición de hemorroides y varices. Además, a partir del sexto mes, el bebé puede ejercer presión sobre los vasos sanguíneos, lo cual puede provocar la ruptura de las venas que rodean el ano, dando lugar a trombosis o hematoma. Todo esto, sumado al estreñimiento que suele acompañar al embarazo, empeora el estado de las hemorroides.

- **Parto**: El parto puede empeorar las hemorroides. Las horas de dilatación, el uso de lavativas, tener un bebé grande, el paso del bebé por el canal vaginal, el uso de fórceps y la expulsión de heces duras retenidas durante el parto, todos estos factores pueden desencadenar crisis hemorroidales generalmente intensas.

- **Menstruación**: Durante estos días, aumenta la posibilidad de experimentar crisis hemorroidales, especialmente durante el "síndrome premenstrual". Estas crisis pueden manifestarse en diferentes grados:

    - Inflamación del ano o anitis congestiva (anitis roja): Se produce hinchazón e irritación con enrojecimiento y, en algunos casos, pequeñas pérdidas de sangre.

    - Hinchazón azulada de la zona anal con tendencia a la protrusión de las hemorroides hacia el exterior (anitis azul).

    - Trombosis o hematomas perianales (anitis morada): Se rompen vasos sanguíneos, lo que resulta en la formación de coágulos e hinchazón.

    - Hinchazón de la piel y pliegues del borde del ano, conocidos como "mariscos perianales".

ENFERMEDAD SUBYACENTE

En otras ocasiones, la dilatación de las venas hemorroidales puede ser un síntoma de una enfermedad subyacente a nivel general.

- **Hipertensión portal**: Esto se refiere al aumento de la presión venosa en el sistema porta, lo cual puede provocar la dilatación de las venas hemorroidales.

- A veces, las hemorroides pueden ocurrir cuando la sangre de las venas hemorroidales encuentra obstáculos para volver a circular por el hígado. Por ejemplo, esto puede suceder en casos de **cirrosis**, una enfermedad hepática que reduce la función del hígado y dificulta la circulación sanguínea en su interior. Otras enfermedades en las que pueden aparecer las hemorroides son la **hidatidosis**, una enfermedad causada por parásitos.

MEDICAMENTOSAS

Las hemorroides también pueden ser causadas por ciertos fármacos, como los siguientes:

- **Medicamentos administrados por vía rectal**: Supositorios para bajar la fiebre, antirreumáticos, etc. Estos medicamentos pueden causar irritación tanto interna como externa.

- **Medicamentos administrados por vía oral**: El ácido acetilsalicílico (aspirina) y algunos antigripales, píldoras anticonceptivas y ciertos medicamentos contra la arteriosclerosis, suelen provocar crisis hemorroidales. Además, la aspirina, al ser un anticoagulante, puede aumentar la frecuencia y dificultad para detener las hemorragias rectales, y también relaja el tejido conjuntivo de las hemorroides, lo que facilita su protrusión.

- **Anticoagulantes**: Su efecto perjudicial es mayor si existen hemorroides sangrantes.

- **Productos para la piel cercana al ano**: Algunos jabones, geles, cremas o pomadas pueden causar reacciones alérgicas o irritación en algunas personas, lo que puede resultar en dermatitis o inflamación de la piel del ano (anodermitis) o inflamación en el interior del recto (rectitis).

- **Laxantes**: Pueden ser perjudiciales si causan diarreas persistentes o se toman durante largos períodos de tiempo, ya que irritan la zona anal. Algunos laxantes, como el aceite de ricino, la cáscara sagrada, el ruibarbo y el aloe vera (cuando contiene aloína), pueden provocar irritación significativa. Aquellos que contienen picosulfato o bisacodil también pueden causar irritación.

- **Lavativas o enemas**: Algunas lavativas pueden causar irritación. Se recomienda no utilizarlas muy frías o calientes, sino a temperatura ambiente para evitar irritaciones o quemaduras en la mucosa rectal. Si se utiliza sal, pimienta o jabón en una lavativa casera, se aconseja mezclar un máximo de 3 cucharaditas de bicarbonato por litro de agua.

- **Vasodilatadores**: Algunos vasodilatadores cerebrales, que dilatan los vasos sanguíneos del cerebro, también pueden dilatar las hemorroides.
-
- **Papillas de bario utilizadas en algunas pruebas radiológicas como contraste**: En muchos casos, después de su uso se

forman heces muy duras que son difíciles de expulsar, lo que a veces puede provocar una fisura anal que requiere cirugía. Para evitar esto, es recomendable tomar un laxante al mismo tiempo.

ESTRUCTURA FISICA

Las personas altas y delgadas tienen mayor probabilidad de experimentar la protrusión de sus hemorroides internas fuera del ano. Por otro lado, las personas bajas, corpulentas y robustas tienden a tener hemorroides internas que se congestionan y aumentan de tamaño, siendo más propensas a sangrar. Si además, una persona alta pasa todo el día de pie o una persona corpulenta trabaja sentada, esta tendencia se acentúa aún más.

TIPO DE TRABAJO

Aquellas personas que pasan la mayor parte del día sentadas o de pie, especialmente de forma estática, tienen mayor predisposición a sufrir crisis hemorroidales, especialmente si tienen un tejido conjuntivo débil. Incluso caminar largas distancias cuando las hemorroides ya están fuera del ano no es recomendable.

ALGUNOS DEPORTES

Existen ciertos deportes que pueden influir en la aparición de hemorroides, tales como el alpinismo (debido a la presión de las alturas), la halterofilia (por el esfuerzo en cuclillas), el ciclismo (especialmente en personas propensas o con problemas de varices o mala circulación en las piernas), el remo (por el esfuerzo realizado con las piernas abiertas), el motocross (debido a los golpes violentos en la zona anal) y la conducción en rallies (por pasar muchas horas al volante, tensión emocional, consumir alimentos secos y salados y tomar mucho café).

VIDA SEXUAL

No es que la actividad sexual cause hemorroides, pero aquellos que ya tienen hemorroides externas pueden experimentar molestias durante o después del coito debido a la congestión sanguínea en la zona pélvica. Además, el dolor causado por la trombosis hace que sea casi imposible llevar a cabo el acto sexual.

OTRAS CIRCUNSTANCIAS DESENCADENANTES

Tanto el sangrado como las crisis hemorroidales e incluso las trombosis suelen ocurrir después de un esfuerzo excesivo, como una comida abundante con alimentos picantes o mariscos, consumo excesivo de bebidas alcohólicas y café, levantar objetos pesados con mucho esfuerzo, episodios de diarreas intensas o después de un largo viaje en coche con poco descanso y mala alimentación.

Posibles complicaciones

Esta sección tiene como objetivo ofrecer orientación y aclarar posibles riesgos de forma clara, poniendo el foco en la prevención. Así, podrás adoptar medidas proactivas que protejan tu bienestar y eviten complicaciones.

Aunque las hemorroides suelen ser una afección benigna, en ciertos casos pueden dar lugar a complicaciones que varían en gravedad y pueden requerir intervención médica. Estas complicaciones pueden afectar el bienestar y la calidad de vida de quien las padece. A continuación, se enumeran las complicaciones más frecuentes asociadas a las hemorroides:

- **Trombosis hemorroidal**: Esta es la complicación más frecuente y ocurre cuando se forma un coágulo de sangre en una hemorroide. Se caracteriza por un dolor intenso y agudo en la zona afectada. La trombosis hemorroidal puede hacer que la hemorroide se vuelva muy sensible al tacto y puede causar inflamación significativa. En algunos casos, puede requerir drenaje quirúrgico para aliviar el dolor y la inflamación. Puede ocurrir tanto en las hemorroides externas como en las internas.

  - *Trombosis externa*: Es común experimentar dolor al defecar que aumenta gradualmente y se localiza en un lugar específico del borde del ano. Suele ocurrir después de consumir alcohol en exceso, comer grandes cantidades de mariscos o alimentos picantes, o durante episodios de diarrea o estreñimiento. El dolor es intenso y suele durar de 2 a 3 días de forma intensa, luego se reduce gradualmente y generalmente desaparece después de 1 ó 2 semanas. En la mayoría de los casos, se cura espontáneamente, pero en algunos casos puede requerir extirpación quirúrgica sin ingreso hospitalario. En ocasiones, puede quedar un repliegue de piel o "marisco hemorroidario", y en otros casos no deja rastro. También es posible experimentar varias trombosis hemorroidales en días sucesivos.

- *Trombosis interna*: En algunos casos, las complicaciones que ocurren en las hemorroides externas también pueden ocurrir en las internas, pero el dolor puede ser leve o nulo y sólo puede ser detectado durante un examen médico. En otras ocasiones, puede presentarse una de las complicaciones más dolorosas: la estrangulación hemorroidal, que ocurre cuando las hemorroides tienen tendencia a salir y el esfínter anal las aprieta. Los dolores son muy intensos y pueden extenderse al periné y a la pelvis. El dolor es más intenso después de las deposiciones y puede dificultar la capacidad de caminar e incluso afectar la salida de la orina. Este dolor puede durar hasta 10 días, por lo que en este caso se recomienda realizar una operación lo antes posible. Si se presenta una estrangulación, es importante acudir al médico de inmediato, ya que los problemas que pueden derivar de esta complicación podrían ser graves.

- Si te encuentras ante una trombosis y no deseas ser operado o debes esperar por la intervención, se recomienda seguir estos consejos:

- Reposo completo en cama, elevando la pelvis con una almohada.

- Seguir las recomendaciones de "alimentos a evitar en caso de crisis hemorroidal", en el capítulo "Alimentos que transforman" de este libro.

- Corregir la diarrea o el estreñimiento. Lo ideal es que las heces sean de consistencia blanda.

- Tomar tónicos venosos en dosis altas. Para conocer las opciones disponibles, consulta el capítulo "Plantas medicinales" de este libro.

- Realizar baños de asiento tibios o fríos, o utilizar cubitos de hielo en el agua. Nunca apliques hielo directamente sobre la zona, ya que puede causar necrosis o muerte del tejido.

- Aplicar una pomada con corticoides para reducir la inflamación.

- Realizar un suave masaje sobre la zona 2 ó 3 veces al día con una pomada con heparinoides. Consulta con tu farmacéutico para obtener más información al respecto.

- **Anemia**: Si las hemorroides sangran de forma crónica,

pueden causar una pérdida de sangre suficiente como para provocar anemia. La anemia se caracteriza por una disminución en el número de glóbulos rojos y puede causar debilidad, fatiga, palidez y dificultad para respirar. Es importante tratar y controlar el sangrado de las hemorroides para prevenir la anemia.

• **Estrangulación hemorroidal**: Se produce cuando las hemorroides internas salen y el esfínter anal las estrangula, lo cual ocasiona un estancamiento y coagulación de la sangre. Esto resulta en una hinchazón considerable y dificulta o imposibilita reintroducirlas. Esta complicación es muy dolorosa, el dolor es constante y puede resultar desesperante. Además, si no se trata adecuadamente, pueden surgir complicaciones graves como necrosis severa, infección local y generalizada, posibles hemorragias y dolor que causa insomnio e incluso shock.

En caso de experimentar una estrangulación hemorroidal, es importante acudir a un médico especialista. En situaciones de aislamiento o cuando no se pueda acceder a atención médica de inmediato, se pueden seguir estos consejos:

- Reposo completo en cama, elevando la pelvis con una almohada.

- Seguir las recomendaciones de "alimentos a evitar en caso de crisis hemorroidal".

- Corregir la diarrea o el estreñimiento para lograr heces de consistencia pastosa, evitando que sean duras o líquidas.

- Tomar tónicos venosos en dosis altas.

- Realizar baños de asiento tibios, fríos o con cubitos de hielo en el agua, evitando aplicar hielo directamente sobre la zona.

- En caso de estreñimiento, tomar un laxante suave o realizar una pequeña lavativa con una pera de goma y 50 cc de aceite de oliva ligeramente tibio, reteniéndolo durante aproximadamente 5 minutos.

- Si la hinchazón es severa, tomar algún diurético ligero y consumir alimentos sin sal para disminuir la hinchazón al aumentar la frecuencia de la micción.

- En caso de dolor intenso, tomar un analgésico.

- Si las hemorroides se exteriorizan, intentar colocarse boca arriba en la cama, relajarse, aplicar una pomada y tratar de reintroducirlas con cuidado. Si no se logra, es importante acudir al especialista, ya que aún es posible reintroducirlas antes de las dos horas posteriores a su salida. Esperar más tiempo dificulta enormemente e incluso imposibilita el proceso de reintroducción.

- En algunos casos, la solución es la intervención quirúrgica.

- **Crisis hemorroidal**: Se presentan molestias anales y rectales, con una sensación de peso y un deseo de defecar, pero no se experimentan dolores agudos continuos, sino pinchazos ocasionales de corta duración. La inflamación puede afectar todo el orificio anal o sólo algunas áreas, pero no se vuelven duros como en el caso de una trombosis y el dolor no es tan intenso ni localizado. Aunque no es necesario someterse a una operación, muchas personas deciden hacerlo debido a la recurrencia de las crisis.

Si te encuentras en medio de una crisis hemorroidal y no deseas someterte a una cirugía o debes esperar para una intervención, se recomienda reposo completo en cama, elevando la pelvis con una almohada. Asimismo, es importante seguir las recomendaciones sobre los alimentos a evitar en caso de crisis hemorroidal y corregir cualquier problema de diarrea o estreñimiento para lograr heces de consistencia pastosa, evitando que sean duras o líquidas. Además, se sugiere tomar tónicos en dosis altas y realizar baños de asiento tibios, fríos o con cubitos de hielo en el agua, siempre evitando el contacto directo del hielo con la zona afectada. También se puede utilizar supositorios o pomadas.

Por lo general, las crisis hemorroidales tienden a mejorar e incluso desaparecer con cambios en el clima, la disminución del flujo menstrual y después de unos días de controlar la alimentación y la ingesta de líquidos.

- **Fisura anal**: Se trata de una rotura crónica en la piel del ano. Cuando se ulceran, llegan hasta el músculo donde se encuentra el nervio sensitivo, lo que provoca un dolor extremadamente intenso. Esta afección puede ocurrir en personas jóvenes con pocas o ninguna hemorroide, siendo considerada como una verdadera fisura anal. En ocasiones, se produce una ulceración sobre una hemorroide, lo cual provoca un sangrado mayor que en el caso de una fisura verdadera, ya que la lesión se encuentra sobre una bolsa de sangre que es la hemorroide.

El dolor causado por una fisura es uno de los más intensos que se puede experimentar. Se origina durante la defecación, con una sensación de rompimiento acompañada de un leve sangrado en algunos casos. A los 10 o 15 minutos, comienza un dolor anal que aumenta en intensidad hasta volverse casi insoportable. Por lo general, este dolor no desaparece con analgésicos y puede durar varias horas, aproximadamente de 6 a 8 horas. Luego desaparece y vuelve a presentarse al día siguiente en las mismas circunstancias. Este dolor característico sólo se presenta en otras dos afecciones: neuralgia anal y criptopapilitis.

El diagnóstico de una fisura es sencillo debido al dolor característico que causa y a que es fácilmente visible al ser inspeccionada. Puede haber un leve sangrado que mancha las heces de forma lateral, como una raya. Una fisura puede infectarse y provocar la formación de un absceso que luego se abre y deja una fístula.

Si te encuentras ante una fisura y debes esperar para una intervención quirúrgica, se recomienda seguir las recomendaciones sobre los alimentos a evitar en caso de crisis hemorroidal y corregir cualquier problema de diarrea o estreñimiento. Además, se sugiere realizar baños de asiento tibios o calientes, pero es importante secar bien la zona con un secador de aire fresco. También se puede aplicar una pomada con efecto anestésico para aliviar el dolor y tomar algún analgésico. Si el dolor no desaparece en ningún momento del día o de la noche y se vuelve pulsante, acompañado de fiebre, esto indica que se está formando un absceso debajo de la fisura, por lo cual se debe acudir a un médico especialista.

- **Papilitis y criptitis**: Las criptas de Morgagni son pequeños orificios dentro del conducto anal que se inflaman, causando síntomas similares a una fisura anal. Esto incluye dolor intenso después de la defecación que desaparece después de unas horas y se repite en las mismas circunstancias. Sin embargo, el dolor es menos intenso y de menor duración en comparación con una fisura anal. Estas inflamaciones también pueden llevar a la formación de fístulas o úlceras, que suelen ser más extensas que las fisuras. Las causas de estas inflamaciones pueden incluir diarrea, estreñimiento, ciertos medicamentos, parásitos intestinales, infecciones urinarias y ginecológicas, así como el uso de algunos laxantes y lavativas.

- **Molestias en la zona de la próstata**: Las hemorroides internas pueden causar molestias que se sienten en la zona de la próstata debido a la proximidad entre ambas áreas.

• **Dificultad para orinar**: Después de la cirugía de hemorroides o en casos de fisura anal, puede haber dificultad para orinar debido a que el dolor provoca una contracción del esfínter de la uretra, impidiendo el paso normal de la orina.

• **Sangrado persistente**: Es importante tener en cuenta que no todo sangrado rectal es causado por hemorroides, por lo que es fundamental que un médico realice el diagnóstico adecuado. Si ya se te ha diagnosticado hemorroides y experimentas un sangrado leve, puedes tomar las siguientes medidas: reposo completo en cama, elevando la pelvis con una almohada. Además, es importante seguir las recomendaciones sobre los alimentos a evitar en caso de crisis hemorroidal y corregir cualquier problema de diarrea o estreñimiento. También puedes tomar algún preparado venotónico para ayudar a controlar el sangrado.

Sin embargo, si el sangrado persiste y dura más de un día, es importante acudir a tu médico para una evaluación más detallada. Si la hemorragia es intensa, es necesario buscar atención médica de emergencia en el centro médico más cercano.

• **Infección**: En algunos casos, las hemorroides pueden infectarse, lo que puede provocar dolor, hinchazón y enrojecimiento en el área afectada. La infección puede ocurrir si las hemorroides se lesionan o se rompen debido a la fricción o a un rascado excesivo. Si se sospecha infección, se debe buscar atención médica para recibir tratamiento con antibióticos.

• **Prolapso de las hemorroides**: En casos más graves, las hemorroides pueden prolapsar o salirse del ano. Esto ocurre cuando las hemorroides internas se deslizan hacia el exterior del ano. El prolapso de las hemorroides puede causar dolor, molestias y dificultad para defecar. En algunos casos, el prolapso puede requerir tratamiento médico o quirúrgico para devolver las hemorroides a su posición normal.

• **Estreñimiento crónico**: Las hemorroides pueden empeorar el estreñimiento, y a su vez, el estreñimiento puede empeorar las hemorroides. La dificultad para evacuar las heces puede aumentar la presión en las venas de la región anal y rectal, lo que puede agravar las hemorroides existentes o provocar la aparición de nuevas hemorroides. Es importante mantener una dieta equilibrada, beber suficiente agua y realizar actividad física regularmente para prevenir el estreñimiento.

- **Hemorragia grave**: En casos raros, las hemorroides pueden sangrar de forma muy intensa y persistente, lo que puede requerir atención médica de emergencia. La hemorragia grave puede causar anemia, debilidad extrema y puede requerir transfusiones de sangre o cirugía para detener la hemorragia.

- **Úlcera hemorroidal**: En casos severos de hemorroides, la presión constante y la inflamación pueden causar la formación de úlceras en el tejido de las hemorroides. Estas úlceras pueden ser dolorosas y tardan más tiempo en cicatrizar en comparación con las hemorroides comunes. El tratamiento adecuado y la gestión de los síntomas son necesarios para promover la curación de las úlceras.

- **Fístulas anales**: Las hemorroides crónicas pueden causar la formación de fístulas anales. Una fístula anal es un conducto anormal que se forma entre el canal anal y la piel cercana al ano. Esto puede resultar en dolor, inflamación y secreción persistente. Las fístulas anales generalmente requieren una intervención quirúrgica para su tratamiento.

- **Incontinencia fecal**: En casos muy raros y graves, las hemorroides avanzadas y no tratadas pueden contribuir al desarrollo de la incontinencia fecal. Esto se debe a que las hemorroides pueden dañar los músculos y los nervios del esfínter anal, lo que puede llevar a la incapacidad para controlar los movimientos intestinales. La incontinencia fecal puede tener un impacto significativo en la calidad de vida y puede requerir tratamiento médico especializado.

Es importante señalar que no todas las personas que padecen hemorroides desarrollarán complicaciones. En la mayoría de los casos, las hemorroides pueden tratarse y controlarse eficazmente mediante cambios en el estilo de vida, el uso de tratamientos tópicos y otros enfoques no invasivos. Sin embargo, si presentas síntomas graves o complicaciones, es crucial buscar atención médica para obtener un diagnóstico y tratamiento adecuado.

Disminución de los síntomas y prevención

Reducir los síntomas y prevenir la aparición de hemorroides resultan fundamentales para mejorar la calidad de vida y evitar posibles complicaciones. Adoptar hábitos saludables y seguir ciertas recomendaciones puede marcar una gran diferencia en el manejo de esta afección. A continuación, se detallan medidas prácticas y consejos útiles para lograrlo:

- **Mantener una buena higiene anal**: Es importante limpiar suavemente el área anal después de cada evacuación intestinal. Se recomienda utilizar papel higiénico suave o toallitas húmedas sin alcohol. Evitar frotar o rascar excesivamente, ya que esto puede irritar las hemorroides.

- **Evitar el estreñimiento**: El estreñimiento es uno de los principales desencadenantes de las hemorroides. Para prevenirlo, es fundamental seguir una dieta rica en fibra, consumiendo frutas, verduras, cereales integrales y legumbres. Además, es importante beber suficiente agua para mantener una hidratación adecuada y facilitar el tránsito intestinal.

- **Evitar el esfuerzo excesivo durante la defecación**: Es importante evitar realizar esfuerzos prolongados y excesivos durante la evacuación intestinal, ya que esto puede aumentar la presión en las venas del área anal. Si es necesario, se puede utilizar un taburete para elevar las piernas y adoptar una posición más adecuada para facilitar la evacuación.

- **Mantener un peso saludable**: El sobrepeso y la obesidad pueden aumentar la presión sobre las venas del área anal, lo que aumenta el riesgo de desarrollar hemorroides. Mantener un peso saludable a través de una dieta equilibrada y ejercicio regular puede ayudar a prevenir su aparición.

- **Evitar el sedentarismo**: El estilo de vida sedentario puede contribuir al desarrollo de hemorroides. Es importante realizar actividad física regularmente, como caminar, nadar o practicar yoga, para mejorar la circulación sanguínea y prevenir la aparición de hemorroides.

- **No permanecer sentado o de pie durante largos períodos de tiempo**: Tanto estar sentado durante muchas horas seguidas como permanecer de pie durante mucho tiempo pueden ejercer presión sobre las venas del área anal. Se recomienda levantarse y moverse cada cierto tiempo, especialmente si se trabaja en una posición estática.

- **Evitar el uso excesivo de laxantes**: El uso prolongado y excesivo de laxantes puede debilitar los músculos del intestino y empeorar el estreñimiento a largo plazo. Es importante utilizar laxantes sólo cuando sean necesarios y bajo la supervisión de un médico.

- **No posponer la necesidad de defecar**: Retener las ganas de defecar durante mucho tiempo puede llevar a un endurecimiento de las heces y dificultar la evacuación intestinal. Es importante atender la necesidad de defecar tan pronto como sea posible.

- **Evitar el uso excesivo de productos irritantes**: Algunos productos de higiene personal, como jabones perfumados, pueden irritar y empeorar los síntomas de las hemorroides. Es importante utilizar productos suaves e hipoalergénicos para el cuidado del área anal.

- **Evitar el consumo excesivo de alcohol y especias**: El alcohol y las comidas picantes pueden irritar el revestimiento del intestino y aumentar la inflamación de las hemorroides. Limitar su consumo puede ayudar a reducir los síntomas.

- **Realizar baños de asiento**: Los baños de asiento con agua tibia pueden proporcionar alivio y reducir la inflamación de las hemorroides. Se recomienda sumergir el área anal en agua tibia durante 10-15 minutos, varias veces al día. También se pueden agregar ingredientes como sal de Epsom o bicarbonato de sodio al agua para obtener un mayor alivio.

- **Aplicar compresas frías o calientes**: La aplicación de compresas frías o calientes en el área afectada puede ayudar a reducir la inflamación y aliviar el malestar. Se pueden utilizar compresas frías con hielo envuelto en un paño o compresas calientes con agua tibia. Alternar entre compresas frías y calientes puede proporcionar un mayor alivio.

- **Utilizar cremas o pomadas tópicas**: Existen cremas o pomadas tópicas que contienen ingredientes como corticosteroides, anestésicos locales o agentes vasoconstrictores que pueden ayudar a reducir la inflamación y aliviar los síntomas de las hemorroides. Es importante consultar con un médico antes de usar cualquier producto tópico y seguir las instrucciones de uso.

- **Evitar el uso excesivo de analgésicos**: El uso excesivo de analgésicos como el ibuprofeno o el paracetamol puede empeorar los síntomas de las hemorroides, ya que pueden causar estreñimiento. Es importante utilizar estos fármacos sólo cuando sean necesarios y bajo la supervisión de un médico.

- **Evitar el consumo de tabaco**: Fumar puede empeorar los

síntomas de las hemorroides al comprometer la circulación sanguínea y aumentar la inflamación. Dejar de fumar o reducir el consumo de tabaco puede ayudar a disminuir los síntomas y mejorar la salud en general.

• **Mantener un control adecuado del peso durante el embarazo**: Durante el embarazo, las hemorroides son comunes debido al aumento de la presión en las venas del área anal. Mantener un control adecuado del peso, llevar una dieta equilibrada y realizar ejercicio bajo la supervisión de un médico pueden ayudar a prevenir o controlar las hemorroides durante el embarazo.

• **Evitar levantar objetos pesados**: Levantar objetos pesados puede aumentar la presión en las venas del área anal y empeorar los síntomas de las hemorroides. Es importante evitar levantar objetos pesados y, si es necesario, utilizar técnicas adecuadas de levantamiento de peso para reducir la tensión en el área afectada.

Recomendaciones adicionales

El manejo adecuado de las hemorroides a menudo requiere adoptar ciertas prácticas que complementen las medidas preventivas básicas. Estas recomendaciones adicionales pueden ayudarte a reducir las molestias, evitar la irritación y fomentar una recuperación más rápida. A continuación, se detallan consejos útiles y fáciles de aplicar para enfrentar situaciones particulares, como la reintroducción de hemorroides externas, el cuidado de las heces y algunos remedios naturales que contribuyen a aliviar los síntomas y prevenir el estreñimiento.

• **Si las hemorroides se salen al exterior durante la defecación**, es recomendable introducirlas suavemente con los dedos o sentándote sobre una toalla en el borde de la bañera. Si es necesario, puedes recostarte boca arriba, doblar las piernas, relajarte y reintroducirlas suavemente.

• **Si las hemorroides siempre están fuera y no se pueden reintroducir**, es importante evitar que rocen la ropa interior para prevenir la irritación. Evita usar ropa muy ajustada.

• **Es fundamental mantener las deposiciones blandas** para evitar que el problema empeore. Sin embargo, no deben ser líquidas, ya que podrían irritar las hemorroides. Si sufres de estreñimiento o las heces son muy duras, es importante solucionarlo lo antes posible, ya que de lo contrario, las hemorroides internas no podrán curarse.

- **Como solución rápida**, puedes pedir a tu farmacéutico o médico un ablandador fecal y tomarlo durante unos días.

- **Después de ese período, si tiendes a sufrir de estreñimiento o tus heces son muy secas y duras, puedes probar los siguientes remedios**: pon una cucharada de semillas de psilio o lino/linaza en un vaso de agua y déjalas en remojo durante algunas horas. Toma todo el contenido, incluyendo el agua y las semillas, por la noche, calentándolo ligeramente. Otro remedio es tomar agua templada con miel en ayunas. El aceite de coco antes del desayuno y la cena también puede ser útil.

Higiene local

Mantener una correcta higiene local es esencial para reducir las molestias ocasionadas por las hemorroides y prevenir infecciones o irritaciones adicionales. Un cuidado adecuado de la zona, especialmente después de las evacuaciones intestinales, puede marcar una gran diferencia en el alivio de los síntomas y en la recuperación general. A continuación, se presentan recomendaciones prácticas y cuidadosas para lavar y secar la zona afectada, garantizando comodidad y evitando complicaciones.

- **Cuando las hemorroides sobresalen del ano**, es mejor lavarse en lugar de secarse con papel higiénico. Si son internas, no hay problema en limpiarse con papel.

- **Cuando te laves,** asegúrate de usar agua fría o ligeramente tibia, pero nunca caliente, ya que puede hacer que las hemorroides se dilaten y sangren más.

- **Después de cada evacuación, límpiate con agua fría o templada**. El papel higiénico seco puede irritar la delicada membrana mucosa y empeorar el problema. También puede llevar un poco de materia fecal hacia la hemorroide y causar complicaciones. Luego, seca bien la zona con pequeños toques, sin frotar.

- **También puedes utilizar toallitas húmedas** especialmente diseñadas para este uso, limpiando siempre con toques suaves, ya que el frotamiento puede hacer que empeore.

- **Si estás fuera de casa**, puedes llevar toallitas húmedas o gasas/algodón y humedecerlos para limpiarte. Espera un momento para que la zona se seque. Es importante que no quede humedad.

- **Durante las crisis hemorroidales,** un baño de asiento con agua fría e incluso con cubitos de hielo en el agua del bidé puede proporcionar alivio. Puedes hacerlo durante 2 ó 3 días seguidos, pero no como una costumbre diaria. No coloques los cubitos directamente sobre una trombosis ni los envuelvas en un paño o gasa. Aunque alivian el dolor, podrían provocar necrosis (muerte de los tejidos).

- **Evita tomar baños de asiento durante mucho tiempo** para no ablandar demasiado la piel.

- **Si usas jabón**, lo ideal es que sea neutro.

- **Si la piel está irritada**, después del secado suave, puedes aplicar aire no caliente con un secador durante 1 ó 2 minutos para asegurarte de que esté completamente seca.

Consejos prácticos para el cuidado diario

Además de las medidas generales, existen consejos específicos que pueden ayudarte a aliviar las molestias y prevenir la evolución de las hemorroides. Estas sugerencias abarcan desde hábitos diarios como la higiene, la dieta y el ejercicio, hasta prácticas especiales para mejorar la circulación y proteger las hemorroides de irritaciones o lesiones. Aquí encontrarás estrategias útiles para incorporar a tu rutina, adaptadas para minimizar las molestias y apoyar tu bienestar general.

- Evita rascarte o frotar las hemorroides para evitar lastimarlas y prevenir infecciones.

- Para evitar que la piel se ablande, es mejor tomar una ducha en lugar de un baño. El agua debe ser fría o tibia, y si tomas una ducha con agua caliente, asegúrate de que sea breve.

- La sauna muy caliente puede perjudicar si las hemorroides están completamente expuestas. Si no sobresalen, se pueden tomar breves sesiones de sauna, siempre con una ducha fría en intervalos para mejorar la circulación sanguínea.

- El ejercicio es beneficioso en general. Caminar, por ejemplo, facilita el movimiento intestinal y evita el estreñimiento, una de las principales causas de las hemorroides. Sin embargo, los ejercicios que involucran levantar pesos o movimientos con las piernas abiertas no son recomendables.

• Reduce el tiempo de defecación. No te sientes en el inodoro por más de 10 minutos.

• Evita las comidas muy picantes, condimentadas y grasientas.

• Para la postura durante la defecación, es recomendable hacerlo en cuclillas o apoyar los pies en un taburete de aproximadamente 20 cm de altura, cerca del cuerpo, ya que esto reduce el esfuerzo y previene la aparición o protrusión de las hemorroides.

• Si estás experimentando una "crisis hemorroidal", evita el consumo de alcohol y reduce el consumo de café, incluyendo el descafeinado.

• La gimnasia anal consiste en realizar ejercicios para fortalecer el esfínter anal. Esto se logra apretando el esfínter hacia adentro, como si estuvieras tratando de evitar la salida de las heces.

• En cuanto a los asientos, no son recomendables los que son excesivamente rígidos o que no permiten el paso del aire, como los de plástico, madera o hierro. Tampoco son recomendables los asientos que se hunden demasiado.

• En cuanto a la ropa, si las hemorroides están fuera, es conveniente evitar la ropa ajustada en la entrepierna y las bragas tipo tanga para evitar la irritación por el roce. También es recomendable evitar la ropa que aprieta una nalga contra la otra, ya que esto puede causar humedad debido a la falta de circulación de aire.

• Los venotónicos, como las plantas medicinales, son beneficiosos y pueden acelerar la mejoría durante las crisis agudas. Consulta el capítulo "Plantas medicinales" para conocer las más efectivas.

Otros consejos adicionales

Adoptar un enfoque integral es clave para controlar las hemorroides de manera efectiva y prevenir complicaciones a largo plazo. Además de los cuidados básicos y la higiene adecuada, existen otros consejos importantes que te ayudarán a aliviar los síntomas, mejorar tu calidad de vida y proteger tu salud en general. En esta sección encontrarás pautas relacionadas con el uso de medicamentos, ajustes en la dieta, ejercicios específicos y hábitos que promueven el bienestar de la zona rectal.

- No tomes medicamentos por tu cuenta. Consulta con tu médico, farmacéutico o especialista en salud.

- Las pomadas tópicas ayudan a reducir las molestias durante las crisis hemorroidales. Disminuyen el picor y la inflamación, pero no curan la afección y no deben usarse de manera regular, ya que su uso continuado puede provocar dermatitis en la zona anal y atrofia cutánea.

- Las cremas con efecto vasoconstrictor no son recomendables para personas con hipertensión, ya que al contraer los vasos sanguíneos pueden ser perjudiciales. Si padeces de presión arterial alta, consulta con tu médico o farmacéutico.

- Para reducir las molestias y el sangrado durante la "crisis hemorroidal", es importante que tus deposiciones sean blandas pero no líquidas. Esto se puede lograr mediante el tratamiento adecuado.

- Si experimentas crisis hemorroidales con frecuencia, es recomendable que consultes a tu médico. Él podrá derivarte a un especialista para una evaluación precisa y descartar la presencia de otras enfermedades.

- Incluye alimentos ricos en fibra en tu dieta, como frutas, verduras, cereales integrales y salvado de trigo. Además, es importante consumir suficiente agua, alrededor de 2 litros diarios, si sufres de estreñimiento.

- La vitamina C y los flavonoides pueden ser beneficiosos para mejorar la salud de tus venas. Puedes considerar su inclusión en tu dieta o consultar con tu médico acerca de suplementos.

- Realiza ejercicios de Kegel todos los días. Estos ejercicios aumentan la circulación en la zona rectal y fortalecen los músculos alrededor del ano, lo que reduce la probabilidad de tener problemas hemorroidales en el futuro.

- Si tienes diabetes, evita el uso de cremas o pomadas con

hidrocortisona, ya que pueden elevar los niveles de azúcar. Evita también fármacos que contengan vasoconstrictores como la fenilefrina.

Pruebas médicas diagnósticas

Las pruebas médicas diagnósticas desempeñan un papel fundamental en la evaluación y el diagnóstico de las hemorroides. Estas permiten determinar su gravedad y detectar posibles complicaciones. A continuación, se detallan las pruebas más habituales:

- **Examen físico y revisión de los síntomas**: El médico comenzará con un examen físico de la zona anal y rectal, buscando signos visibles de hemorroides externas o internas. También revisará los síntomas que estás experimentando, como picazón, dolor, sangrado o protuberancias.

- **Anoscopia**: Esta prueba implica el uso de un instrumento llamado anoscopio, que es un tubo delgado y hueco con una luz en el extremo. El médico lo inserta suavemente en el canal anal para examinar el recto inferior y las hemorroides internas. La anoscopia permite una visualización directa de las hemorroides y ayuda a determinar su ubicación, tamaño y grado de inflamación.

- **Proctoscopia**: Similar a la anoscopia, la proctoscopia utiliza un instrumento llamado proctoscopio para examinar la parte inferior del recto y las hemorroides internas. Sin embargo, a diferencia de la anoscopia, el proctoscopio es más largo y permite una visualización más profunda del recto.

- **Rectoscopia flexible**: Esta prueba implica el uso de un tubo delgado y flexible llamado rectoscopio, que se inserta en el recto para examinar tanto el recto inferior como el colon sigmoide. La rectoscopia flexible se utiliza para evaluar las hemorroides internas y también puede ayudar a descartar otras enfermedades del recto y el colon.

- **Colonoscopia**: En algunos casos, si hay sospecha de otras afecciones rectales o se requiere una evaluación más completa del colon, se puede realizar una colonoscopia. Esta prueba utiliza un colonoscopio, un tubo largo y flexible con una cámara en el extremo, para examinar todo el colon en busca de anomalías, incluidas las hemorroides.

- **Pruebas de imagen:** En casos raros en los que se sospecha una complicación grave de las hemorroides, como un trombo o una fisura anal, se pueden utilizar pruebas de imagen, como la ecografía o la resonancia magnética, para obtener imágenes detalladas de la zona afectada y determinar la extensión de la lesión.

- **Manometría anorrectal:** Esta prueba se realiza para evaluar la función muscular del recto y el esfínter anal. Se utiliza un catéter delgado que se introduce en el recto y mide la presión y la actividad muscular durante los movimientos intestinales. La manometría anorrectal puede ayudar a identificar problemas de motilidad o disfunciones del esfínter que pueden estar contribuyendo a los síntomas hemorroidales.

- **Defecografía:** Esta prueba se utiliza para evaluar la función del recto y el ano durante la evacuación. Consiste en la administración de un medio de contraste a través del recto, seguido de radiografías mientras la persona realiza esfuerzo para evacuar. La defecografía puede revelar problemas estructurales o funcionales que pueden estar relacionados con los síntomas hemorroidales.

- **Sigmoidoscopia:** Similar a la colonoscopia, la sigmoidoscopia utiliza un tubo delgado y flexible llamado sigmoidoscopio para examinar el revestimiento del colon sigmoide. Esta prueba se centra en una parte específica del colon y puede ser útil para evaluar las hemorroides que se localizan en esta área.

- **Citología y biopsia:** En casos raros, si se sospecha la presencia de una lesión o una masa anormal en el área rectal, se puede realizar una citología o una biopsia. Estas pruebas implican la toma de una muestra de tejido o células de la zona afectada para su análisis en el laboratorio. La citología y la biopsia pueden ayudar a descartar otras condiciones más serias, como el cáncer.

Es importante que sepas que no todas las pruebas mencionadas serán necesarias en tu caso. Tu doctor decidirá cuáles son las más adecuadas según los síntomas que presentes, tu historial médico y la gravedad de tus hemorroides. El objetivo es realizar solo lo necesario para obtener un diagnóstico preciso.

Signos de alarma

Es fundamental prestar atención a ciertos síntomas que pueden indicar un empeoramiento o una complicación de las hemorroides. Si notas alguno de los siguientes signos, consulta de inmediato a tu médico o acude a un servicio de urgencias:

- **Sangrado fuera de lo normal:**
  - Sangrado anal que ocurre sin necesidad de defecar.
  - Sangrado persistente después de evacuar, incluso en pequeñas cantidades.

- **Dolor prolongado o recurrente:**
  - Dolor intenso que no desaparece o empeora con el tiempo.
  - Dolor o molestias que, junto con sangrado, persistan por más de una semana.

- **Cambios en los síntomas:**
  - El sangrado cambia de tonalidad, pasando de un rojo brillante (fresco) a rojo oscuro, lo que podría sugerir una complicación más seria.
  - Aparición de síntomas que no habías experimentado previamente, como mayor inflamación, secreciones inusuales o endurecimientos en la zona anal.

- **Falta de mejoría con tratamientos básicos:**
  Si a pesar de emplear remedios caseros (como baños de asiento), mejorar tu alimentación (por ejemplo, más fibra) y mantenerte activo, no notas mejoría o los síntomas continúan empeorando.

- **Síntomas graves asociados:**
  - Sangrado abundante acompañado por dolor abdominal, fiebre alta o un estado general de malestar.
  - Sangre mezclada con las heces o deposiciones de color muy oscuro (melena), lo que podría indicar un problema más allá de las hemorroides, como sangrado en otra parte del tubo digestivo.

PREGUNTAS Y RESPUESTAS

Sumergirse en el complejo universo de la salud puede ser una experiencia desafiante, especialmente al recibir un diagnóstico que afecta tanto el cuerpo como las emociones. En esos momentos surgen muchas preguntas: ¿Cuáles son las implicaciones? ¿Qué opciones están disponibles? ¿Cómo cambiará mi día a día? Estas y otras inquietudes son frecuentes ante situaciones así. Aquí encontrarás respuestas prácticas y directas que te ayudarán a tomar decisiones informadas con mayor confianza.

Este capítulo nace del deseo de ofrecer acompañamiento y herramientas claras para que afrontes este camino con seguridad. En una era donde la información abunda, pero no siempre es confiable, resulta crucial distinguir entre datos útiles y aquellos que podrían generar confusión. Por eso, he reunido respuestas respaldadas por evidencia para orientarte en medio de la incertidumbre.

El formato de preguntas y respuestas ha sido diseñado pensando en la practicidad, abordando las dudas más recurrentes, tanto de las personas afectadas como de sus familias. Las explicaciones son sencillas, concisas y enfocadas en facilitar decisiones que prioricen tu bienestar.

Aunque la información aquí presentada busca ser útil, no reemplaza el asesoramiento personalizado. En todo momento, es fundamental comunicarte con tu médico para resolver cuestiones específicas que puedan surgir.

A través de estas páginas, espero transmitirte tranquilidad, confianza y un apoyo sólido para enfrentar los desafíos con mayor fortaleza. Mi meta es que este recurso te inspire y te brinde herramientas para enfrentarte con seguridad a esta afección.

128 Preguntas y respuestas

1. ¿Qué son las hemorroides?
Las hemorroides son venas hinchadas en el área del recto y el

ano que pueden causar dolor, picazón y sangrado. Son comunes y pueden ser internas o externas.

2. ¿Cuáles son las causas?
Las causas pueden incluir el esfuerzo durante las deposiciones, el estreñimiento crónico, el embarazo, la obesidad, una dieta baja en fibra y el sedentarismo.

3. ¿Cuáles son los síntomas?
Los síntomas comunes incluyen sangrado rectal, picazón, dolor o molestia en el área anal, hinchazón y, en algunos casos, un bulto cerca del ano.

4. ¿Cómo se diagnostican?
Las hemorroides se diagnostican mediante un examen físico, que puede incluir una inspección visual del ano y una exploración digital del recto. En algunos casos, se pueden requerir pruebas adicionales como una anoscopia, sigmoidoscopia o colonoscopia para descartar otras afecciones.

5. ¿Las hemorroides externas pueden convertirse en internas?
No, las hemorroides externas e internas son diferentes en su ubicación y no se convierten una en la otra, aunque una persona puede tener ambos tipos al mismo tiempo.

6. ¿Las hemorroides internas y externas requieren tratamientos diferentes?
Sí, las hemorroides internas y externas pueden requerir diferentes enfoques de tratamiento. Las hemorroides internas suelen tratarse con cambios en la dieta, medicamentos o procedimientos como la ligadura con banda elástica, mientras que las externas pueden requerir cremas tópicas, baños de asiento o, en casos severos, cirugía.

7. ¿Es seguro usar tratamientos de venta libre?
Muchos tratamientos de venta libre son seguros y efectivos para aliviar los síntomas temporales, pero es importante seguir las instrucciones y consultar a tu médico si los síntomas persisten.

8. ¿Qué cambios en la dieta pueden ayudar a prevenirlas o tratarlas?
Aumentar el consumo de fibra, con abundantes frutas, verduras, legumbres y cereales integrales, beber suficiente agua y evitar alimentos que puedan causar estreñimiento o irritación puede ayudar a prevenir y manejar las hemorroides al facilitar el

tránsito intestinal y las evacuaciones. Lo trataremos en detalle en el capítulo correspondiente.

9. ¿Cómo afecta la dieta baja en fibra?
Una dieta baja en fibra puede contribuir al estreñimiento, aumentando la presión durante las evacuaciones y el riesgo de desarrollar o empeorar las hemorroides.

10. ¿Qué alimentos se deben evitar?
Es aconsejable evitar alimentos que puedan causar estreñimiento o irritación, como los alimentos procesados, picantes, ricos en grasas, y aquellos bajos en fibra, entre otros. Lo veremos en el capítulo dedicado a la alimentación.

11. ¿Los alimentos picantes pueden empeorarlas?
Aunque no causan hemorroides, los alimentos picantes pueden irritar el tracto digestivo y empeorar los síntomas en algunas personas.

12. ¿Es necesario acudir al médico?
Es recomendable consultar a un médico si experimentas síntomas persistentes, sangrado rectal, dolor intenso, o si los tratamientos caseros no alivian las molestias, para descartar otras afecciones más graves.

13. ¿Qué tipo de médico trata las hemorroides?
Los proctólogos, también conocidos como coloproctólogos, son especialistas en el tratamiento de las hemorroides y otras afecciones del recto y el ano.

14. ¿Qué es un coloproctólogo?
Un coloproctólogo es un médico especializado en el diagnóstico y tratamiento de trastornos del colon, el recto y el ano, incluyendo las hemorroides.

15. ¿Pueden desaparecer por sí solas?
Las hemorroides menores pueden desaparecer por sí solas con cambios en la dieta, el estilo de vida y el uso de tratamientos caseros, pero las más severas pueden requerir intervención médica.

16. ¿Qué es el síndrome de congestión pélvica y su relación con las hemorroides?
El síndrome de congestión pélvica es una afección causada por venas varicosas en la pelvis, que puede estar asociada con hemorroides debido al aumento de la presión venosa.

17. ¿Cómo afecta el embarazo a las hemorroides?
El embarazo aumenta el riesgo de desarrollar hemorroides debido a la presión del útero en crecimiento sobre las venas pélvicas y cambios hormonales que afectan el flujo sanguíneo y el tránsito intestinal.

18. ¿El embarazo siempre causa hemorroides?
No siempre, pero el embarazo aumenta el riesgo de desarrollar hemorroides debido a cambios hormonales, aumento de la presión abdominal y estreñimiento común en esta etapa.

19. ¿Es posible prevenirlas en el embarazo?
Aunque el riesgo de hemorroides aumenta durante el embarazo, se pueden tomar medidas preventivas como mantener una dieta rica en fibra, hidratarse adecuadamente, caminar o nadar, y evitar estar de pie o sentada por largos periodos.

20. ¿Es seguro usar cremas para hemorroides durante el embarazo?
Muchas cremas tópicas para hemorroides son seguras durante el embarazo, pero es importante consultar con un médico antes de usarlas para asegurarse de que no afecten al embarazo.

21. ¿Pueden desaparecer después del parto?
Sí, en muchas mujeres, las hemorroides desarrolladas durante el embarazo o el parto tienden a mejorar o desaparecer después de dar a luz, especialmente con cambios en la dieta y el estilo de vida.

22. ¿Es posible tratarlas durante la lactancia?
Sí, se pueden tratar las hemorroides durante la lactancia con medidas conservadoras y ciertos tratamientos seguros para el bebé. Es importante consultar con un profesional de la salud para elegir el tratamiento adecuado.

23. ¿Cómo afectan los cambios hormonales?
Los cambios hormonales, como los que ocurren durante el embarazo, y la menopausia, pueden afectar la función intestinal y la presión venosa, aumentando el riesgo de hemorroides.

24. ¿Cómo puede afectar la menopausia?
La menopausia puede influir en los hábitos intestinales debido a cambios hormonales y a los trastornos circulatorios, lo que podría aumentar el riesgo de estreñimiento y hemorroides.

25. ¿Pueden causar complicaciones?
Aunque rara vez son graves, las hemorroides pueden provocar

complicaciones como, por ejemplo, anemia por pérdida de sangre crónica, prolapso o trombosis hemorroidal en casos más severos.

26. ¿Pueden afectar a personas de todas las edades?
Sí, las hemorroides pueden afectar a personas de cualquier edad, incluso niños, aunque son más comunes en adultos mayores de 45 años. Factores como el estreñimiento o el esfuerzo excesivo pueden causarlas en personas jóvenes.

27. ¿Es posible prevenirlas completamente?
Si bien no se puede garantizar la prevención completa, mantener un estilo de vida saludable con una dieta rica en fibra, hidratación adecuada y ejercicio regular puede reducir significativamente el riesgo de desarrollar hemorroides.

28. ¿Cuál es el papel del ejercicio en su prevención?
El ejercicio regular ayuda a mejorar la circulación, mantener un peso saludable y promover la regularidad intestinal, lo que puede reducir el riesgo de desarrollar hemorroides.

29. ¿Qué ejercicios son recomendables?
Ejercicios de bajo impacto como caminar, nadar o yoga suelen ser beneficiosos para mejorar la circulación y reducir los síntomas de las hemorroides.

30. ¿El yoga puede ayudar a prevenirlas o aliviarlas?
El yoga y otras formas de ejercicio suave suelen mejorar la circulación y la digestión, ayudando a prevenir el estreñimiento y reduciendo la presión en el área anal, previniendo o aliviando las hemorroides.

31. ¿Cómo afecta el ejercicio intenso?
El ejercicio intenso, especialmente actividades que aumentan la presión abdominal como levantar pesas, podría empeorar las hemorroides al aumentar la presión en los vasos sanguíneos anales.

32. ¿Cuál es la relación entre el levantamiento de pesas y las hemorroides?
El levantamiento de pesas con una técnica incorrecta o excesivo esfuerzo puede aumentar la presión intraabdominal y contribuir al desarrollo de hemorroides.

33. ¿Existen remedios caseros para aliviar los síntomas?
Sí, algunos remedios caseros incluyen baños de asiento con agua tibia, el uso de toallitas húmedas en lugar de papel

higiénico, la aplicación de compresas frías para reducir la hinchazón, uso de aloe vera o hamamelis, y mantener una dieta rica en fibra, entre otros. Lo veremos en detalle en este libro.

34. ¿Cómo afecta el estilo de vida sedentario?

Un estilo de vida sedentario puede contribuir al estreñimiento y aumentar la presión sobre las venas anales, lo que puede aumentar el riesgo de desarrollar hemorroides.

35. ¿Cómo puede afectar el tipo de trabajo?

Trabajos que requieren estar sentado o de pie durante largos períodos suelen aumentar el riesgo de desarrollar hemorroides debido a la presión continua en la región anal.

36. ¿Pueden ser hereditarias?

No se heredan directamente, pero la predisposición a factores que contribuyen a las hemorroides, como la debilidad del tejido conectivo, puede ser hereditaria.

37. ¿Qué papel juega la genética en su desarrollo?

La predisposición genética puede influir en la debilidad de las paredes venosas, aumentando el riesgo de desarrollar hemorroides, aunque factores ambientales y de estilo de vida también son significativos.

38. ¿Pueden ser un signo de otra afección médica?

Aunque las hemorroides son comunes y generalmente no son graves, el sangrado rectal y otros síntomas similares pueden ser signos de afecciones más serias, como cáncer colorrectal, por lo que es importante consultar a un médico para un diagnóstico adecuado.

39. ¿Pueden ser un signo de cáncer?

Las hemorroides no son un signo de cáncer, pero los síntomas similares, como el sangrado rectal, deben ser evaluados por un médico para descartar otras afecciones más serias.

40. ¿Cómo afectan a la calidad de vida?

Las hemorroides pueden causar molestias significativas, dificultando actividades cotidianas como sentarse, caminar o ir al baño, y pueden impactar negativamente en la calidad de vida si no se manejan adecuadamente.

41. ¿Cuál es la diferencia entre hemorroides y fisura anal?

Las hemorroides son venas hinchadas en el ano o el recto, mientras que una fisura anal es un pequeño desgarro en la piel del ano, que puede causar dolor intenso y sangrado durante las deposiciones. Tienen causas y tratamientos diferentes.

42. ¿El uso de laxantes puede ayudar a prevenirlas?
Los laxantes pueden ayudar a aliviar el estreñimiento ocasional, pero no deben ser utilizados como una solución a largo plazo. El uso frecuente puede causar dependencia y empeorar el problema.

43. ¿Es seguro usar laxantes para tratarlas?
El uso ocasional de laxantes puede ser seguro, pero no se recomienda su uso prolongado sin supervisión médica, ya que puede llevar a dependencia y empeorar el estreñimiento y, por ende, las hemorroides.

44. ¿Son más comunes en hombres o mujeres?
Las hemorroides afectan a ambos géneros, aunque ciertos estudios sugieren que pueden ser ligeramente más comunes en mujeres, especialmente durante el embarazo.

45. ¿Cuánto tiempo suelen durar?
La duración de las hemorroides varía según su gravedad y el tratamiento. Las hemorroides menores pueden resolverse en pocos días con tratamiento adecuado, mientras que las más severas pueden requerir semanas o meses.

46. ¿Es posible tener hemorroides sin dolor?
Sí, especialmente en el caso de las hemorroides internas, que a menudo no causan dolor debido a la falta de terminaciones nerviosas en el recto. Sin embargo, pueden causar sangrado o prolapso.

47. ¿Qué es una hemorroide prolapsada o prolapso hemorroidal?
Un prolapso hemorroidal ocurre cuando una hemorroide interna se agranda tanto que sobresale fuera del ano, a menudo durante el esfuerzo al evacuar. Puede ser doloroso y, a menudo, requiere tratamiento médico.

48. ¿El estrés puede contribuir a las hemorroides?
El estrés no es una causa directa de las hemorroides, pero puede contribuir al estreñimiento y a hábitos poco saludables, como una dieta inadecuada, que pueden aumentar el riesgo.

49. ¿Qué papel juega la hidratación en su prevención?
La hidratación adecuada ayuda a mantener las heces suaves y facilita su paso, reduciendo la necesidad de esfuerzo durante la defecación y el riesgo de desarrollar hemorroides.

50. ¿Qué bebidas son recomendables?
Beber suficiente agua es crucial. También son beneficiosos los jugos naturales ricos en fibra y las infusiones de hierbas que no causen deshidratación.

51. ¿Cómo afecta la deshidratación?
La deshidratación puede provocar estreñimiento, lo que incrementa el riesgo de desarrollar o empeorar las hemorroides, debido al esfuerzo durante las deposiciones.

52. ¿Cómo afecta el consumo de alcohol?
El consumo excesivo de alcohol puede causar deshidratación y estreñimiento, aumentando el riesgo de desarrollar y empeorar las hemorroides debido a la presión adicional en el sistema digestivo.

53. ¿Pueden causar fiebre?
Las hemorroides no causan fiebre. Si se presenta fiebre, podría ser indicativo de una infección o una condición subyacente diferente. En este caso sería importante buscar atención médica.

54. ¿Es posible que se infecten?
Aunque es poco común, las hemorroides pueden infectarse, especialmente si hay una fisura o corte en la piel. Los signos de infección incluyen dolor intenso, fiebre, enrojecimiento y pus.

55. ¿La postura al sentarse puede afectar las hemorroides?
Sentarse durante largos períodos, especialmente en superficies duras, puede aumentar la presión en el área anal, exacerbando los síntomas de las hemorroides.

56. ¿Cómo afectan los hábitos intestinales?
Hábitos como el esfuerzo excesivo, pasar mucho tiempo en el inodoro o ignorar el impulso de evacuar pueden aumentar el riesgo de desarrollar hemorroides.

57. ¿El uso prolongado del inodoro puede causarlas?
Permanecer en el inodoro por períodos prolongados puede aumentar la presión en las venas rectales, lo que puede contribuir a la formación de hemorroides.

58. ¿Qué papel juega la postura al defecar?
Adoptar una postura más natural al defecar, como usar un banquito para elevar los pies, puede ayudar a alinear el recto y facilitar el paso de las heces, reduciendo el esfuerzo y el riesgo de hemorroides.

59. ¿Se pueden prevenir con suplementos de fibra?
Los suplementos de fibra pueden ayudar a suavizar las heces y facilitar el tránsito intestinal, reduciendo el esfuerzo y, por lo tanto, el riesgo de desarrollar hemorroides, pero deben usarse como complemento a una dieta equilibrada.

60. ¿Cómo afecta el consumo de fibra?
Una dieta rica en fibra puede ayudar a aliviar las hemorroides al ablandar las heces y facilitar su paso, reduciendo el esfuerzo durante la defecación.

61. ¿Cómo influye el sobrepeso?
El sobrepeso puede aumentar la presión sobre las venas del recto y el ano, incrementando el riesgo de desarrollar hemorroides.

62. ¿Cómo puede ayudar la pérdida de peso?
La pérdida de peso puede reducir la presión abdominal y pélvica, disminuyendo el riesgo y la severidad de las hemorroides.

63. ¿Los baños de asiento son efectivos para su alivio?
Sí, los baños de asiento con agua tibia pueden reducir temporalmente la inflamación y aliviar el dolor asociado con las hemorroides.

64. ¿Cómo afecta el fumar?
Fumar puede afectar la circulación y la salud vascular, lo que podría exacerbar las hemorroides. Además, el tabaquismo puede contribuir al estreñimiento debido a cambios en el metabolismo.

65. ¿El uso de papel higiénico húmedo es beneficioso?
El uso de toallitas húmedas sin fragancia puede ser más suave para la piel irritada alrededor del ano que el papel higiénico seco, ayudando a prevenir la irritación.

66. ¿El consumo de probióticos ayuda en su manejo?
Los probióticos pueden mejorar la salud intestinal y ayudar a mantener la regularidad, reduciendo el riesgo de estreñimiento y, a su vez, de hemorroides.

67. ¿Es recomendable el uso de analgésicos para el dolor?
Los analgésicos de venta libre, como el paracetamol o el ibuprofeno, pueden ser útiles para aliviar el dolor asociado con las hemorroides, pero siempre se debe seguir la orientación de un médico, ya que pueden causar efectos adversos en el organismo a largo plazo.

68. ¿Cuáles son los tratamientos disponibles?
Los tratamientos incluyen cambios en la dieta y el estilo de vida, medicamentos o suplementos tópicos o orales, procedimientos no quirúrgicos como la ligadura con banda elástica, entre otros y, en casos severos, cirugía.

69. ¿Qué es un coágulo sanguíneo en una hemorroide?
Un coágulo sanguíneo en una hemorroide se refiere a una hemorroide trombosada, que puede ser muy dolorosa y requiere atención médica.

70. ¿Qué son las hemorroides trombosadas?
Las hemorroides trombosadas son hemorroides externas en las que se ha formado un coágulo de sangre, causando un bulto duro y muy doloroso alrededor del ano.

71. ¿El consumo de café afecta a las hemorroides?
El café, debido a su contenido de cafeína, puede deshidratar y potencialmente contribuir al estreñimiento en algunas personas, lo que podría empeorar las hemorroides.

72. ¿Cómo se pueden manejar las hemorroides en personas con enfermedades inflamatorias intestinales?
El manejo de las hemorroides en personas con enfermedades inflamatorias intestinales debe ser cuidadoso, y generalmente se enfoca en tratar la afección subyacente, mejorar la dieta y considerar tratamientos tópicos o quirúrgicos bajo supervisión médica.

73. ¿Cómo afecta el envejecimiento?
El envejecimiento puede debilitar los tejidos de soporte en el área anal, haciendo más probable la aparición de hemorroides debido a esfuerzos menores o cambios en la motilidad intestinal.

74. ¿Se pueden usar aceites esenciales para tratarlas?
Algunos aceites esenciales pueden tener propiedades antiinflamatorias y calmantes, pero deben usarse con precaución y bajo la guía de un profesional para evitar irritaciones.

75. ¿Cómo se diferencian las hemorroides de los pólipos anales?
Las hemorroides son venas inflamadas, mientras que los pólipos anales son crecimientos de tejido en el revestimiento del recto o el ano. Los pólipos pueden requerir una evaluación más detallada para descartar malignidad.

76. ¿Qué son las almohadillas hemorroidales?

Las almohadillas hemorroidales son tejidos normales en el recto inferior que ayudan a controlar el paso de las heces. Las hemorroides ocurren cuando estas almohadillas se inflaman o agrandan.

77. ¿Pueden causar sangrado sin dolor?
Sí, especialmente las hemorroides internas, que pueden causar sangrado sin dolor durante o después de la evacuación intestinal.

78. ¿Por qué es importante no ignorar el sangrado rectal?
El sangrado rectal puede ser un síntoma de varias afecciones, incluyendo hemorroides, fisuras anales, o incluso cáncer colorrectal, por lo que es importante buscar atención médica para un diagnóstico preciso.

79. ¿Pueden causar cambios en el color de las heces?
Las hemorroides no cambian el color de las heces, aunque el sangrado puede causar manchas de sangre roja brillante en las heces o el papel higiénico.

80. ¿Pueden causar anemia?
En casos de sangrado crónico debido a hemorroides, es posible desarrollar anemia por deficiencia de hierro, aunque esto es poco común.

81. ¿Pueden cambiar de tamaño con el tiempo?
Sí, las hemorroides pueden cambiar de tamaño dependiendo de factores como la dieta, el nivel de actividad física y los hábitos de evacuación. Pueden reducirse con un tratamiento adecuado y medidas preventivas.

82. ¿Pueden cambiar de color?
Las hemorroides externas pueden aparecer de color púrpura o azul si están trombosadas debido a la acumulación de sangre.

83. ¿Pueden causar fatiga?
Las hemorroides en sí no causan fatiga, pero el sangrado crónico podría llevar a anemia, lo que podría provocar fatiga.

84. ¿Las hemorroides pueden causar vómitos?
Las hemorroides en sí no causan vómitos. Sin embargo, si experimentas vómitos junto con síntomas de hemorroides, podría indicar otra afección médica que necesita atención.

85. ¿Pueden causar ardor?
Sí, las hemorroides pueden causar ardor, especialmente al evacuar o al limpiarse, debido a la irritación de la piel y mucosas.

86. ¿Pueden causar dolor agudo e intenso?
Sí, las hemorroides, especialmente si están trombosadas o si existe una fisura, pueden causar un dolor agudo e intenso en la zona anal.

87. ¿Pueden causar dolor al caminar?
Las hemorroides grandes o trombosadas pueden causar dolor al caminar debido al aumento de la presión en el área anal.

88. ¿Pueden causar dolor al sentarse?
Sí, las hemorroides externas o prolapsadas pueden causar dolor o incomodidad al sentarse, especialmente en superficies duras.

89. ¿Pueden causar picazón?
Sí, la picazón es un síntoma común de las hemorroides, especialmente si hay irritación o secreción en el área anal.

90. ¿Pueden causar picazón en otras áreas del cuerpo?
Las hemorroides generalmente causan picazón en el área anal, pero no en otras partes del cuerpo. La picazón en otras áreas puede deberse a una causa diferente.

91. ¿Pueden causar sensación de urgencia para evacuar?
Sí, las hemorroides pueden causar una sensación de plenitud o urgencia para evacuar debido a la inflamación y la presión en el área anal.

92. ¿Pueden afectar a la vida sexual?
Las hemorroides pueden afectar la vida sexual, causando molestias durante las relaciones sexuales o reduciendo el deseo sexual debido al malestar. Es importante discutir cualquier preocupación con tu médico para encontrar soluciones.

93. ¿Pueden causar dolor durante las relaciones sexuales?
Sí, especialmente si son externas o prolapsadas, ya que pueden causar dolor o incomodidad en la región anal durante el coito.

94. ¿Pueden causar incontinencia fecal?
Las hemorroides en sí no suelen causar incontinencia fecal, pero el daño o la debilidad del esfínter anal debido a procedimientos quirúrgicos para eliminarlas puede contribuir a ella.

95. ¿Pueden causar dolor abdominal?
Las hemorroides generalmente no causan dolor abdominal. Si se experimentan síntomas abdominales, es importante consultar

a un médico para descartar otras condiciones.

96. ¿Pueden causar calambres abdominales?
Las hemorroides en sí no causan calambres abdominales, pero el estreñimiento asociado puede causar molestias abdominales.

97. ¿Pueden causar mal olor?
Las hemorroides en sí no causan mal olor, pero la secreción o la higiene insuficiente en la zona afectada pueden llevar a un olor desagradable. Mantener una buena higiene puede ayudar a prevenir este problema.

98. ¿Pueden causar inflamación en otras partes del cuerpo?
Las hemorroides generalmente no causan inflamación en otras partes del cuerpo, ya que son una condición localizada en el área anal.

99. ¿Pueden causar estreñimiento?
Las hemorroides no causan estreñimiento, pero el dolor y la incomodidad al evacuar pueden hacer que una persona evite ir al baño, lo que podría empeorar el estreñimiento.

100. ¿Pueden causar gases o hinchazón abdominal?
Las hemorroides no causan directamente gases o hinchazón abdominal, pero el estreñimiento asociado podría contribuir a estos síntomas.

101. ¿Pueden causar dolor en el coxis?
Aunque las hemorroides no causan directamente dolor en el coxis, el malestar general en la región anal podría irradiarse y sentirse en el área del coxis.

102. ¿Pueden afectar la calidad del sueño?
Sí, el dolor, la picazón o la incomodidad causados por las hemorroides pueden afectar la calidad del sueño en algunas personas.

103. ¿Pueden causar prurito anal?
Sí, el prurito (picazón o comezón) anal es un síntoma común de las hemorroides debido a la irritación de la piel alrededor del ano.

104. ¿Pueden causar náuseas?
No es común que las hemorroides causen náuseas. Las náuseas pueden ser un síntoma de otra afección que debe ser evaluada por un médico.

105. ¿Pueden causar pérdida de peso?
Las hemorroides no suelen causar pérdida de peso. Si se experimenta una pérdida de peso inexplicable, es importante consultar a un médico.

106. ¿Pueden causar mareos?
Las hemorroides no causan mareos. Si se presentan mareos, podrían ser síntomas de otra afección y deben ser evaluados por un médico.

107. ¿Pueden causar dolor en las piernas?
No directamente, pero el dolor en las piernas podría estar relacionado con problemas circulatorios que también afectan las hemorroides.

108. ¿Pueden causar problemas de espalda?
Las hemorroides en sí no causan problemas de espalda, pero el dolor y la incomodidad podrían afectar la postura y contribuir indirectamente a molestias en la espalda.

109. ¿Pueden causar problemas urinarios?
Las hemorroides no suelen causar problemas urinarios, pero la incomodidad o el dolor en el área anal podría dificultar la micción en algunos casos.

110. ¿Pueden causar retención de líquidos?
Las hemorroides no causan retención de líquidos. La retención puede estar relacionada con otros problemas médicos o dietéticos.

111. ¿Qué es el tratamiento Doppler para hemorroides?
El tratamiento Doppler utiliza ultrasonido Doppler para identificar y ligar las arterias que suministran sangre a las hemorroides, lo que reduce su tamaño.

112. ¿Cuándo se recomienda la cirugía?
La cirugía puede recomendarse cuando las hemorroides son grandes, muy dolorosas, o cuando los tratamientos menos invasivos no han sido efectivos.

113. ¿Qué tipo de anestesia se utiliza en la cirugía?
La cirugía de hemorroides puede realizarse bajo anestesia local, regional o general, dependiendo del tipo de procedimiento y la preferencia del paciente y el cirujano.

114. ¿Cuáles son las opciones de tratamiento quirúrgico?
Las opciones quirúrgicas incluyen la hemorroidectomía, la

hemorroidopexia con grapas y la desarterialización hemorroidal transanal, cada una con diferentes indicaciones y tiempos de recuperación.

115. ¿Qué es una hemorroidectomía?

Una hemorroidectomía es un procedimiento quirúrgico para extirpar las hemorroides, generalmente recomendado para casos severos o recurrentes.

116. ¿Qué tipo de anestesia se utiliza?

Para una hemorroidectomía, se puede utilizar anestesia local, regional o general, dependiendo del caso y de la recomendación del cirujano.

117. ¿Qué cuidados postoperatorios son necesarios después de una hemorroidectomía?

Los cuidados pueden incluir mantener la zona limpia y seca, tomar analgésicos según lo prescrito, evitar el esfuerzo y seguir una dieta rica en fibra para facilitar las evacuaciones.

118. ¿Qué es el plegado de mucosa para tratar hemorroides?

El plegado de mucosa es un procedimiento quirúrgico en el que se elimina el exceso de tejido mucoso y se reposicionan las hemorroides prolapsadas dentro del ano.

119. ¿Qué es una hemorroidopexia con grapas o técnica de Longo?

La hemorroidopexia con grapas es un procedimiento quirúrgico que utiliza una grapadora circular, que reposiciona y sujeta las hemorroides prolapsadas en su lugar original dentro del recto, reduciendo su tamaño y síntomas.

120. ¿Qué es la desarterialización hemorroidal transanal (THD)?

La THD es un procedimiento que consiste en ligar las arterias que suministran sangre a las hemorroides, reduciendo su tamaño y síntomas sin extirpar el tejido hemorroidal.

121. ¿Qué es el láser para el tratamiento de hemorroides?

El tratamiento con láser utiliza energía láser para reducir o eliminar el tejido hemorroidal, ofreciendo una alternativa menos invasiva a la cirugía tradicional.

122. ¿Qué tipos de procedimientos no quirúrgicos existen para tratar las hemorroides?

Los procedimientos no quirúrgicos incluyen la ligadura con

banda elástica, la escleroterapia, la coagulación infrarroja y la crioterapia, entre otros, los cuales están diseñados para reducir el tamaño de las hemorroides.

123. ¿Qué es la ligadura con banda elástica?

La ligadura con banda elástica es un procedimiento en el que se coloca una banda alrededor de la base de una hemorroide interna para cortar su suministro de sangre, lo que hace que se seque y caiga.

124. ¿Qué es la escleroterapia para las hemorroides?

La escleroterapia es un tratamiento en el que se inyecta una solución química en las hemorroides para reducirlas mediante la cicatrización de las venas afectadas. Es una opción para las hemorroides internas que no responden a tratamientos conservadores.

125. ¿Qué es la fotocoagulación infrarroja?

La fotocoagulación infrarroja es un tratamiento que utiliza calor para coagular las proteínas en los vasos sanguíneos de las hemorroides, reduciendo su tamaño.

126. ¿Qué es la crioterapia para las hemorroides?

La crioterapia es un tratamiento menos común que utiliza frío extremo para destruir el tejido hemorroidal. Sin embargo, no es tan ampliamente utilizado como otros tratamientos debido a sus riesgos y complicaciones potenciales.

127. ¿Qué es la coagulación bipolar para hemorroides?

La coagulación bipolar es un procedimiento que utiliza corriente eléctrica para coagular los vasos sanguíneos de las hemorroides, reduciendo su tamaño y aliviando los síntomas.

128. ¿Las hemorroides pueden regresar después del tratamiento?

Sí, las hemorroides pueden regresar si los factores de riesgo subyacentes, como el estreñimiento crónico o el esfuerzo excesivo, no se manejan adecuadamente después del tratamiento.

PLAN PRACTICO RECOMENDADO

Si estás lidiando con hemorroides, aquí encontrarás una guía práctica y completa para acompañarte en tu proceso de recuperación. Este plan abarca los pasos clave para aliviar los síntomas, prevenir recurrencias y mejorar tu calidad de vida. ¡Es hora de dar el primer paso hacia tu bienestar!

- **Entiende la causa**: Descubrir las posibles razones detrás de tus hemorroides es un punto de partida indispensable. Identificar y eliminar los factores desencadenantes es esencial para evitar que el problema vuelva. En el capítulo "Las hemorroides", revisa las secciones "Causas" y "Disminución de los síntomas y prevención" para obtener una comprensión clara y práctica.

- **Refuerza tu recuperación con suplementos**: Los suplementos alimenticios mencionados en el siguiente capítulo pueden facilitar considerablemente tu proceso de curación. Elegir el adecuado puede suponer una mejora significativa en la reducción de los síntomas y en la aceleración de tu recuperación. Explora las opciones disponibles y selecciona la mejor para tus necesidades. ¡Tu salud lo agradecerá!

- **Aprovecha los beneficios de la fitoterapia**: Muchas plantas medicinales y recetas de fitoterapia recomendadas en el capítulo "Plantas medicinales" son eficaces para aliviar los síntomas y acelerar la recuperación. No subestimes el poder de la naturaleza en tu mejora.

- **Alimentación**: Tu dieta juega un papel fundamental en la evolución de las hemorroides. Saber qué alimentos son beneficiosos y cuáles pueden empeorar tus síntomas es esencial. Explora los capítulos "Alimentos que transforman" y "Zumos y jugos", donde encontrarás más de 50 recetas diseñadas específicamente para tu recuperación, además de variedad en zumos adaptados a esta patología.

- **Identifica y elimina alérgenos**: Los alérgenos alimentarios pueden agravar los síntomas. Prueba a eliminar un alimento específico durante al menos 15 días para descubrir si es perjudicial. Gluten, lácteos y carne de cerdo suelen ser los culpables más comunes, pero presta atención a lo que tu cuerpo te señala.

- **Revisa tu medicación**: Si sospechas que algunos fármacos que tomas (para cualquier problema de salud) están contribuyendo al empeoramiento de tus hemorroides o generan nuevos síntomas, habla con tu médico. Es importante evaluar si un ajuste en el tratamiento podría ayudar.

- **Estilo de vida**: Hábitos diarios saludables suelen reducir significativamente los síntomas y prevenir su reaparición. En la sección "Disminución de los síntomas y prevención" del capítulo "Las hemorroides" encontrarás medidas prácticas y efectivas para integrar en tu rutina diaria.

- **Muévete regularmente**: El ejercicio frecuente mejora la circulación, lo que suele aliviar la presión sobre las venas y favorecer la recuperación. Incluye actividad física moderada (caminar, nadar, bailar) en tu vida para notar cambios positivos en el área afectada.

Si estás lidiando con otros temas de salud como el estreñimiento, las várices o el SIBO, quizás te interesen mis otros libros, donde encontrarás recomendaciones prácticas y naturales para abordar estas condiciones:

- **ESTREÑIMIENTO**. Alimentos, Suplementos y Plantas Medicinales
- **SIBO**. Alimentos, Suplementos y Plantas Medicinales
- **VARICES**. Alimentos, Suplementos y Plantas Medicinales

¡Es tu momento de actuar!
Con esta guía, tienes a tu alcance las herramientas necesarias para abordar las hemorroides desde diferentes perspectivas. Sigue estas recomendaciones para gestionar los síntomas de manera eficiente, prevenir futuras molestias y promover una calidad de vida óptima.

¡Comienza hoy mismo el camino hacia tu bienestar!

SUPLEMENTOS NUTRICIONALES

*"La salud no lo es todo, pero sin ella,
todo lo demás es nada"* (Arthur Schopenhauer)

En el camino hacia la mejora de nuestra salud y calidad de vida, los suplementos nutricionales han pasado a ser un recurso cada vez más relevante. Estos productos, disponibles en una amplia variedad de formatos –como tabletas, cápsulas, polvos o líquidos fáciles de consumir–, están concebidos para complementar la alimentación diaria mediante el aporte de nutrientes esenciales que, en muchas ocasiones, son difíciles de alcanzar solo a través de los alimentos habituales. Entre sus componentes destacan las vitaminas, minerales, aminoácidos, antioxidantes y otros compuestos bioactivos, todos ellos en proporciones específicas que permiten cubrir incluso las necesidades más exigentes. Esto resulta especialmente útil en casos de dietas restrictivas, desequilibrios alimenticios o cuando el cuerpo necesita un apoyo adicional debido a demandas fisiológicas aumentadas.

Además, la utilidad de los suplementos supera su función como complemento nutricional, abarcando una amplia gama de beneficios adaptados a diferentes necesidades. Desde mejorar el rendimiento físico y aumentar los niveles de energía, hasta facilitar el día a día de quienes llevan vidas aceleradas, ofrecen soluciones prácticas y eficaces. Su importancia se acentúa en situaciones de salud más delicadas, como enfermedades, dolencias específicas o condiciones crónicas; en estos casos, además de reforzar la dieta, los suplementos pueden desempeñar un papel activo ayudando al cuerpo a recuperar funciones alteradas, aliviar ciertos síntomas y apoyar procesos de recuperación más complejos.

Saber cómo incorporar estos suplementos de manera adecuada es esencial para integrarlos eficazmente en un enfoque global de cuidado personal y terapéutico. Esto supone valorar sus beneficios desde una perspectiva científica respaldada por evidencia y, en caso necesario, bajo la orientación de un profesional de la salud. Utilizados con conocimiento y criterio, los suplementos pueden convertirse en herramientas clave para transformar tu bienestar de forma gradual, sostenible y significativa. Recuerda que cada pequeño paso encaminado al cuidado de tu cuerpo es un avance hacia sentirte mejor, con más energía y fuerza para afrontar el día a día. ¡Atrévete a dar ese paso hacia un cambio positivo!

Precauciones esenciales

Es crucial entender que los suplementos pueden tener efectos secundarios, contraindicaciones e interacciones con fármacos. Por ello, asegúrate de leer detenidamente los efectos adversos señalados al final de este capítulo. Además, considera tu estado de salud en general y evita cualquier suplemento que pueda interferir con los fármacos que estés tomando o con otros problemas de salud que ya tengas.

Suplementos nutricionales y hemorroides

Si estás enfrentando las molestias que provocan las hemorroides, quiero que sepas que hay formas de aliviar esta situación. Este capítulo está diseñado especialmente para ti, para ofrecerte una guía clara y práctica que puede ayudarte a mejorar tu día a día. Exploraremos cómo los suplementos nutricionales pueden convertirse en valiosos aliados, ayudándote no solo a reducir los síntomas, sino también a recuperar tu bienestar integral.

En los últimos años, hemos aprendido cada vez más sobre cómo la nutrición puede influir profundamente en nuestra salud. Desde el control de enfermedades digestivas hasta la mejora de nuestro estado emocional, cuidar lo que consumimos es una de las maneras más efectivas de transformar nuestro bienestar. En este contexto, los suplementos nutricionales han ganado terreno como herramientas accesibles para apoyar al cuerpo, especialmente frente a condiciones incómodas como las hemorroides, que pueden impactar tanto nuestro confort físico como nuestra tranquilidad emocional.

Con esto en mente, aquí encontrarás una selección especialmente elaborada de suplementos que podrían marcar una diferencia real en tu rutina. Cada propuesta está pensada para promover tu salud digestiva y aliviar los síntomas que más te afectan. Además, he organizado la información de forma sencilla y alfabética, para que sea muy fácil de consultar y encontrar lo que necesitas rápidamente. Porque cuando se trata de tu bienestar, cada pequeño gesto puede sumar grandes mejoras.

Aloe vera

El aloe vera, también conocido como sábila, es una planta conocida por sus propiedades medicinales. Se ha utilizado tradicionalmente para tratar una variedad de afecciones de la piel y también es beneficioso para el alivio de las hemorroides.

El gel de aloe vera contiene compuestos activos que tienen propiedades antiinflamatorias, analgésicas y cicatrizantes. Estas propiedades ayudan a reducir la inflamación, aliviar el dolor y promover la curación de las hemorroides.

Para utilizar el aloe en el tratamiento de las hemorroides, puedes seguir estos pasos:

- Asegúrate de obtener gel de aloe vera puro y de alta calidad. Puedes encontrarlo en herbolarios, tiendas naturistas o farmacias.

- Limpia la zona afectada con agua tibia y sécala suavemente con una toalla limpia.

- Aplica una pequeña cantidad de gel de aloe directamente sobre las hemorroides.

- Masajea suavemente el gel en la piel hasta que se absorba completamente.

Dosis recomendada:
La dosis recomendada suele ser de 250 a 600 mg al día.

Posología:
Se recomienda tomar preferiblemente por la mañana o durante el día, con el estómago vacío para una mejor absorción.

Tiempo de acción medio:
El tiempo promedio para notar la mejora puede variar, pero suele ocurrir en semanas a meses de uso continuo.

Tiempo máximo de uso continuado recomendado:
El uso continuado generalmente se considera seguro durante más de seis meses seguidos, pero es aconsejable seguir las indicaciones de un especialista para determinar la duración adecuada según tus necesidades individuales.

Arándano

El arándano azul o mirtilo, tiene varios beneficios para la salud y es útil en el tratamiento de las hemorroides.

Aunque no existe una dosificación específica recomendada para el consumo de arándanos con respecto a las hemorroides, se sugiere seguir una dosificación media general para obtener sus beneficios.

• Propiedades antiinflamatorias: Contienen antioxidantes y compuestos antiinflamatorios que ayudan a reducir la inflamación y el malestar asociados con las hemorroides.

• Mejora de la circulación sanguínea: El consumo regular de arándanos ayuda a mejorar la circulación sanguínea, lo cual es importante para aliviar las hemorroides, ya que pueden estar relacionadas con problemas de circulación.

• Alto contenido de fibra: Los arándanos son ricos en fibra, lo que ayuda a prevenir el estreñimiento, un factor de riesgo común para las hemorroides. La fibra ayuda a mantener las heces suaves y facilita el movimiento intestinal regular.

Dosificación:
Para disfrutar de los beneficios de los arándanos para las hemorroides, puedes incluirlos en tu dieta de las siguientes formas:

• Consumir arándanos frescos: Puedes comerlos solo como una merienda o agregarlos a tus batidos, yogures o ensaladas.

• Consumir arándanos congelados: Si los arándanos frescos no están disponibles, los congelados también son una opción nutritiva. Descongélalos y úsalos en tus recetas favoritas.

• Consumir jugo de arándano: El jugo puro y sin azúcar es otra forma de obtener los beneficios de esta fruta. Asegúrate de elegir un jugo de alta calidad y sin aditivos.

Castaño de Indias

El castaño de Indias (Aesculus hippocastanum) se ha usado tradicionalmente como un remedio natural para las hemorroides debido a sus propiedades antiinflamatorias y venotónicas. Aquí hay algunos beneficios asociados con su uso:

- Reducción de la inflamación: Contiene compuestos como la aescina, que ayuda a reducir la inflamación en las hemorroides. Esto alivia los síntomas como el dolor, la picazón y la hinchazón.

- Fortalecimiento de los vasos sanguíneos: El extracto de castaño de Indias fortalece los vasos sanguíneos y mejora su elasticidad. Esto es beneficioso para las hemorroides, que son causadas por la dilatación de las venas en el área anal.

- Mejora de la circulación sanguínea: También mejora la circulación sanguínea, lo cual es importante para mantener una buena salud venosa. El aumento del flujo sanguíneo ayuda a reducir la formación de coágulos y promueve una recuperación más rápida.

Dosis recomendada:
Generalmente se encuentra en un rango de 300 a 600 mg de extracto estandarizado (que contiene entre el 20% y el 25% de escina) al día. Esto puede dividirse en dosis más pequeñas a lo largo del día.

Posología:
Normalmente se recomienda tomar en dos o tres dosis divididas a lo largo del día. Se recomienda ingerirlo con las comidas para mejorar la tolerancia gastrointestinal y la absorción.

Tiempo de inicio de acción medio:
Generalmente se observan sus efectos en un plazo de 1 a 2 semanas de uso continuo.

Tiempo máximo de uso continuado:
El uso continuado no debe exceder un periodo de 3 a 4 meses. Después de este tiempo, es recomendable hacer una pausa o consultar a tu médico y reevaluar la necesidad de continuar el tratamiento.

Hamamelis

El hamamelis, también conocido como avellano de bruja (Hamamelis virginiana), es una planta que ha sido utilizada durante mucho tiempo en el tratamiento de las hemorroides debido a sus propiedades astringentes y antiinflamatorias. Aquí hay algunos beneficios asociados con su uso:

- Reducción de la inflamación: El hamamelis contiene compuestos conocidos como taninos, que tienen propiedades antiinflamatorias. Estos taninos ayudan a reducir la inflamación y aliviar los síntomas asociados con las hemorroides, como el dolor y la hinchazón.

- Alivio del malestar: Proporciona alivio del malestar asociado con las hemorroides, como la picazón y la sensación de ardor. Sus propiedades astringentes ayudan a calmar y proteger la piel irritada.

- Mejora de la circulación sanguínea: El hamamelis también ayuda a mejorar la circulación sanguínea en la zona afectada. Esto es beneficioso para las hemorroides, ya que la mala circulación puede contribuir a su formación y empeorar los síntomas.

Dosificación:
En cuanto a la dosificación media recomendada en el tratamiento de las hemorroides, se pueden seguir estas pautas:

- Tintura de hamamelis: Se recomienda aplicar una pequeña cantidad de tintura de hamamelis directamente sobre las hemorroides con una bola de algodón o un paño limpio. Esto se puede hacer varias veces al día, según sea necesario.

- Pomada de hamamelis: Se pueden encontrar pomadas de hamamelis en forma de crema o ungüento. Sigue las instrucciones del fabricante en cuanto a la frecuencia de aplicación y la cantidad a utilizar.

Lino, Semillas de

Las semillas de lino, también conocidas como linaza, son una excelente fuente de fibra y ácidos grasos omega-3. Estos son algunos de los beneficios que pueden aportar para el manejo de las hemorroides:

- Alto contenido de fibra: Son una excelente fuente de fibra dietética, tanto soluble como insoluble. La fibra ayuda a prevenir el estreñimiento y promueve una digestión saludable al mantener las heces suaves y facilitar su paso a través del sistema digestivo. Esto alivia el esfuerzo durante la evacuación y reduce la presión sobre las venas rectales, lo cual es beneficioso para las personas con hemorroides.

- Propiedades antiinflamatorias: Contienen ácidos grasos omega-3, que tienen propiedades antiinflamatorias. Estas propiedades ayudan a reducir la inflamación y el malestar asociados con las hemorroides.

- Lubricación y alivio del estreñimiento: El mucílago presente en las semillas de lino tiene la capacidad de absorber agua y formar una sustancia gelatinosa. Esta sustancia ayuda a lubricar los intestinos y promueve la regularidad intestinal, lo cual es beneficioso para las personas con hemorroides.

Dosificación:
La dosificación recomendada puede variar según la fuente y las necesidades individuales. Sin embargo, una dosis promedio recomendada es de 1 a 2 cucharadas de semillas de lino al día. Para obtener los beneficios, se sugiere moler las semillas de lino antes de consumirlas, ya que esto facilita su digestión y absorción por el cuerpo.

Las semillas de lino se pueden agregar a la dieta de varias formas:

- Mezclarlas en batidos, yogures o cereales.
- Agregarlas a productos horneados como pan o galletas.
- Usarlas en recetas de tortitas o magdalenas.

Es importante tener en cuenta que las semillas de lino deben consumirse con suficiente líquido para evitar la obstrucción intestinal.

Omega-3

Sus propiedades antiinflamatorias y beneficios para la salud cardiovascular son beneficiosos en el manejo de las hemorroides. Aunque no hay una dosificación media recomendada específica para las hemorroides, existen pautas generales para el consumo de omega-3:

- Propiedades antiinflamatorias: Tiene propiedades antiinflamatorias que ayudan a reducir la inflamación y el malestar relacionados con las hemorroides. Al disminuir la respuesta inflamatoria, alivia los síntomas asociados con esta condición.

- Mejora de la circulación sanguínea: Beneficia la salud cardiovascular y promueve una mejor circulación. Esto es beneficioso para las personas con hemorroides, ya que estas a menudo están relacionadas con problemas de circulación.

- Promoción de la salud intestinal: Ayuda a mantener la salud intestinal y prevenir el estreñimiento. Al tener heces más suaves y regulares, se reduce la presión sobre las venas rectales y disminuye el riesgo de desarrollar o empeorar las hemorroides.

Dosis recomendada:
La dosis recomendada oscila entre 500 a 4000 mg al día, dependiendo de la concentración de EPA (ácido eicosapentaenoico) y DHA (ácido docosahexaenoico) en el producto y de las necesidades individuales.

Posología:
Se recomienda tomar preferiblemente con una comida que contenga algo de grasa para facilitar la absorción. Puede tomarse por la mañana, tarde o noche, según las preferencias personales.

Tiempo de acción medio:
El tiempo de inicio de acción puede variar, pero suele mostrar efecto después de unas semanas a unos meses de uso continuo.

Tiempo máximo de uso continuado recomendado:
No hay un tiempo máximo establecido para el uso continuado. Se recomienda seguir las indicaciones del fabricante o consultar a un especialista si se planea utilizar durante más de seis meses seguidos, especialmente en personas con trastornos de coagulación.

Psyllium, Fibra de

La fibra de psyllium, también conocida como psilio o Plantago ovata, es ampliamente reconocida por sus beneficios en la salud digestiva, incluido el alivio de las hemorroides. Aquí hay algunos beneficios asociados con su uso:

- Alivio del estreñimiento: La fibra de psyllium es un tipo de fibra soluble que absorbe agua en el intestino, lo que ayuda a ablandar las heces y facilita su paso a través del sistema digestivo. Esto es especialmente beneficioso para las personas que sufren de estreñimiento, ya que el esfuerzo durante la evacuación puede empeorar las hemorroides.

- Mejora de la consistencia de las heces: Al agregar fibra de psyllium a la dieta, se promueve la formación de heces más suaves y voluminosas. Esto ayuda a prevenir el esfuerzo durante la evacuación y reduce la irritación de las hemorroides.

- Regulación del tránsito intestinal: Actúa como un regulador natural del tránsito intestinal. Ayuda a prevenir tanto el estreñimiento como la diarrea, proporcionando un equilibrio adecuado en la función intestinal.

Dosificación:
En cuanto a la dosificación media recomendada para la fibra de psyllium en el tratamiento de las hemorroides, es importante seguir las indicaciones del fabricante. Sin embargo, aquí hay algunas pautas generales:

- Polvo de psyllium: La dosis recomendada es de aproximadamente 5 gramos (una cucharadita) mezclados con agua o jugo, una o dos veces al día. Es importante beber suficiente agua después de tomarlo para evitar la deshidratación.

- Cápsulas de psyllium: La dosis recomendada generalmente oscila entre 2 y 6 cápsulas al día, dependiendo de la concentración y las instrucciones del producto específico.

Vitamina E

Es un nutriente esencial con propiedades antioxidantes que proporciona beneficios generales para la salud y bienestar. Estos son algunos de los beneficios para las hemorroides:

- Propiedades antioxidantes: La vitamina E es conocida por su actividad antioxidante, lo que significa que ayuda a proteger las células del daño causado por los radicales libres. Esto es beneficioso para las hemorroides, ya que ayuda a reducir la inflamación y promueve la salud de los tejidos.

- Promoción de la cicatrización de heridas: La vitamina E Promueve la cicatrización de heridas y la regeneración de tejidos. Si bien las hemorroides no son heridas abiertas, pueden estar asociadas con pequeñas lesiones o irritaciones en la zona anal. La vitamina E ayuda a acelerar la curación y reducir el malestar.

- Apoyo al sistema inmunológico: La vitamina E desempeña un papel importante en el funcionamiento del sistema inmunológico. Mantener un sistema inmunológico saludable es esencial para el manejo de las hemorroides, ya que ayuda a prevenir infecciones y promueve una respuesta adecuada del cuerpo ante el estrés.

Dosis media recomendada:
Oscila entre 100 a 400 UI (unidades internacionales) al día. En algunos casos, se pueden utilizar dosis más altas bajo supervisión médica.

Posología:
Se recomienda tomar en 1 ó 2 dosis con comidas que contengan grasa para mejorar su absorción, ya que es una vitamina liposoluble.

Tiempo de inicio de acción:
Generalmente, los efectos antioxidantes suelen comenzar a notarse en un plazo de 1 a 3 semanas de uso continuo, aunque los beneficios específicos pueden tardar más tiempo en ser evidentes.

Tiempo máximo de uso continuado:
La vitamina E es generalmente segura para el uso a largo plazo. Sin embargo, se recomienda no exceder las dosis de 400 UI al día de forma continua sin supervisión médica. Algunos expertos sugieren un uso continuado de hasta 1 año, pero es importante consultar a un profesional de la salud para determinar la duración adecuada en función de tus necesidades individuales.

Efectos adversos, contraindicaciones e interacciones

Antes de incorporar los suplementos recomendados a tu rutina, es esencial conocer la información sobre posibles efectos adversos que podrían afectar tu salud. Dedica tiempo a leer esta sección con atención para asegurarte de utilizarlos de manera segura y responsable.

Aloe vera

• Efectos secundarios: El consumo oral de aloe puede causar diarrea, cólicos abdominales y desequilibrios electrolíticos. El uso tópico puede ocasionar irritación, enrojecimiento o alergias cutáneas en algunas personas.

• Contraindicaciones: El aloe vera está contraindicado en personas con obstrucción intestinal, apendicitis, enfermedad inflamatoria intestinal, enfermedades renales y cardíacas graves, así como durante el embarazo y la lactancia.

• Interacciones: Puede interactuar con medicamentos antidiabéticos, diuréticos y medicamentos que afectan el sistema cardiovascular. Consulta con un médico o farmacéutico antes de combinarlo con cualquier medicamento.

Arándanos

- Efectos secundarios: El consumo de arándanos generalmente se considera seguro y no se han informado efectos secundarios significativos. Sin embargo, en algunas personas sensibles, puede causar malestar estomacal o diarrea.

- Contraindicaciones: No se han identificado contraindicaciones específicas.

- Interacciones: No se han informado interacciones significativas con medicamentos. No obstante, siempre es aconsejable consultar con un profesional de la salud antes de combinarlo con cualquier medicamento.

Castaño de Indias

- **Efectos secundarios**: Puede causar molestias gastrointestinales como náuseas y malestar estomacal. En raras ocasiones, puede producir efectos como vómitos, diarrea y mareos.

- **Contraindicaciones**: No se recomienda su uso en personas con enfermedades hepáticas o renales, trastornos de la coagulación, embarazo, lactancia o alergia a esta planta.

- **Interacciones**: El castaño de Indias puede interactuar con medicamentos anticoagulantes y antiagregantes plaquetarios. Es importante consultar con un médico antes de utilizarlo en combinación con estos medicamentos.

Hamamelis

- **Efectos secundarios**: El uso tópico de hamamelis puede causar irritación o alergias cutáneas en algunas personas.

- **Contraindicaciones**: Se debe evitar su uso en personas con alergia conocida a esta planta.

- **Interacciones**: No se han reportado interacciones significativas con fármacos. Sin embargo, siempre es recomendable consultar con un médico antes de combinarlo con cualquier medicamento.

Lino, Semillas de

- **Efectos secundarios**: El consumo de semillas de lino en cantidades moderadas generalmente se considera seguro. Sin embargo, en algunas personas, puede causar gases, malestar estomacal e incluso obstrucción intestinal si no se consume suficiente líquido.

- **Contraindicaciones**: Las personas con obstrucción intestinal, trastornos gastrointestinales graves o alergia conocida a las semillas de lino deben evitar su consumo.

- **Interacciones**: No se han informado interacciones significativas con medicamentos. Sin embargo, siempre es recomendable consultar con un profesional de la salud antes de combinarlas con cualquier medicamento.

Omega 3

- **Efectos secundarios**: Los efectos secundarios más comunes son el sabor a pescado, eructos con sabor a pescado y malestar estomacal. En dosis altas, también puede aumentar el riesgo de sangrado.

- **Contraindicaciones**: Se recomienda precaución en personas con trastornos hemorrágicos, diabetes, trastornos de la coagulación o alergia al pescado o mariscos. Además, las mujeres embarazadas o en período de lactancia deben consultar a un médico antes de tomar suplementos de omega 3.

- **Interacciones**: Puede interactuar con fármacos anticoagulantes, antiplaquetarios y medicamentos para la presión arterial. Es importante consultar a un médico antes de combinarlo con cualquier medicamento.

Psyllium, Fibra de

- **Efectos secundarios**: La fibra de Psyllium puede causar hinchazón, gases y malestar abdominal en algunas personas. También es importante beber suficiente agua para evitar la obstrucción intestinal.

- **Contraindicaciones**: No se recomienda su uso en personas con obstrucción intestinal, dificultad para tragar o problemas esofágicos.

• **Interacciones**: Puede disminuir la absorción de algunos medicamentos, como los antidepresivos tricíclicos, los anticonvulsivos y los medicamentos para la diabetes. Se recomienda tomar los medicamentos y la fibra de Psyllium con un intervalo de tiempo adecuado.

Vitamina E

• **Efectos secundarios**: En general, la vitamina E es bien tolerada en dosis normales. Sin embargo, en dosis altas, puede aumentar el riesgo de sangrado y hemorragia. También puede causar malestar estomacal en algunas personas.

• **Contraindicaciones**: Se recomienda precaución en personas con trastornos hemorrágicos, diabetes, trastornos de la coagulación o alergia a la vitamina E.

• **Interacciones**: Puede interactuar con medicamentos anticoagulantes y antiplaquetarios. Es importante consultar a un médico antes de combinarla con cualquier medicamento.

ALIMENTOS QUE TRANSFORMAN

"Cuando la alimentación es mala, la medicina no funciona. Cuando la alimentación es buena, la medicina no es necesaria" (Proverbio ayurveda)

A lo largo de la historia, nuestra alimentación ha experimentado cambios profundamente radicales, completamente distintos de los hábitos de nuestros antepasados. Hace millones de años, los primeros humanos estructuraban su dieta en torno a lo que podían recolectar o cazar, dependiendo de alimentos frescos y crudos que el entorno ponía a su alcance. Con la llegada de la agricultura y la ganadería, comenzó una nueva era en la nutrición humana, cambios que se aceleraron aún más con la Revolución Industrial. No obstante, es fundamental comprender que, mientras nuestros hábitos alimenticios evolucionaban de manera drástica, nuestra genética ha permanecido prácticamente sin cambios.

Con el tiempo, se incorporaron alimentos como los lácteos, los cereales, los azúcares refinados y los aceites vegetales, junto con el aumento de la producción intensiva de carne. Aunque estos productos han facilitado el acceso a las comidas y mejorado la practicidad en muchas ocasiones, también han sufrido modificaciones significativas en su composición nutricional. Además, los avances en la conservación de alimentos y las técnicas culinarias trajeron consigo nuevos métodos para almacenar y preparar los alimentos, transformando también su calidad.

En tiempos recientes, ha emergido un escenario preocupante: nuestras costumbres alimenticias han sido dominadas por la alimentación moderna basada en productos ultraprocesados, lo que ha contribuido al creciente aumento de enfermedades crónicas. Problemas como la obesidad, la diabetes tipo 2, la hipertensión y una larga lista de trastornos cardiovasculares y digestivos se han relacionado estrechamente con esta tendencia alimenticia. ¿Por qué ocurre esto? Principalmente porque los alimentos ultraprocesados contienen en exceso carbohidratos refinados, grasas perjudiciales, azúcares añadidos, aditivos químicos y aceites vegetales de pobre calidad. Incluso las carnes y otros productos de origen animal provenientes de sistemas de producción intensiva suelen estar cargados de elementos dañinos para la salud. Estos alimentos han desplazado las dietas tradicionales basadas en alimentos frescos y naturales, rompiendo el equilibrio que promovía el bienestar en nuestros ancestros.

Sin embargo, hay una esperanza para revertir esta realidad: realizar pequeños y conscientes cambios en nuestra alimentación puede producir grandes beneficios. Volver a una dieta equilibrada, rica en nutrientes y basada en alimentos frescos es clave para construir una base sólida de salud. Incorporar frutas, verduras frescas, tubérculos, legumbres, frutos secos y semillas es un excelente comienzo para transformar nuestra manera de nutrirnos. A pesar de ello, sigue existiendo un importante desafío: en muchas partes del mundo, el consumo de estos alimentos naturales permanece alarmantemente bajo.

Adoptar un estilo de vida basado en una alimentación consciente no solo ayuda a prevenir enfermedades asociadas con los malos hábitos dietéticos, sino que también revitaliza el cuerpo y la mente. Dar prioridad a los alimentos reales y reducir los ultraprocesados nos encamina hacia una vida más saludable, equilibrada y vigorosa. Este es el momento de reaprender el poder transformador de una dieta sana, no como una forma de restricción, sino como un acto de cuidado hacia nosotros mismos. ¡Tu salud merece ese compromiso!

Comprendiendo el vínculo entre nutrición y salud

¿Cuántas veces te has preguntado si lo que comes realmente beneficia tu bienestar? La conexión entre la alimentación y la salud es mucho más profunda de lo que solemos imaginar. Aprender a identificar los alimentos que son aliados de una buena salud y aquellos que conviene evitar según tus necesidades particulares es clave para mejorar tu calidad de vida. Este tema, lejos de ser novedoso, ha sido objeto de estudio a lo largo de siglos. Desde tiempos remotos, distintas culturas han aprovechado el poder terapéutico de la nutrición para tratar enfermedades y fortalecer el cuerpo, dejando un legado lleno de sabiduría.

Los antiguos sistemas médicos, como la medicina tradicional china, las prácticas del antiguo Egipto, Grecia y Roma, junto con el Ayurveda de la India y los tratamientos indígenas de las Américas, exploraron las propiedades restauradoras de los alimentos naturales presentes en la dieta cotidiana. Este conocimiento, transmitido de generación en generación, se fundamentaba en la creencia de que los alimentos no solo nutren, sino que también protegen, alivian e incluso curan.

Durante mucho tiempo, la medicina convencional relegó estas ideas considerándolas supersticiones sin sustento científico. A pesar de ello, las prácticas tradicionales inspiraron estudios modernos que han confirmado lo que nuestros antepasados intuían: lo que comemos tiene un impacto directo, no solo en nuestra salud física, sino también en nuestro estado emocional. Investigaciones actuales han logrado identificar compuestos en los alimentos que poseen propiedades terapéuticas, capaces de prevenir enfermedades, aliviar síntomas y mejorar el bienestar.

Los investigadores han dedicado años a estudiar cómo ciertos alimentos fortalecen el organismo y lo protegen contra afecciones crónicas. Al analizar comunidades con baja incidencia de enfermedades, han encontrado patrones alimenticios que contrastan con aquellas que sufren mayores problemas de salud. Estas observaciones han permitido comprender cómo determinados nutrientes influyen en la vitalidad y la longevidad. Por ejemplo, ciertos alimentos ofrecen beneficios específicos: propiedades antiinflamatorias que alivian el dolor crónico y los problemas articulares, efectos antimicrobianos que refuerzan el sistema inmunitario, acciones anticoagulantes que mejoran la salud cardiovascular, efectos antihipertensivos que regulan la presión arterial y compuestos que mejoran el estado de ánimo, disminuyendo la ansiedad y favoreciendo el bienestar emocional.

Lo que decides poner en tu plato no solo afecta tus niveles de energía diaria, sino también tu capacidad para recuperarte, resistir enfermedades y disfrutar de una vida plena. En contraposición, descuidar la dieta o elegir alimentos poco saludables puede agravar problemas físicos, potenciar síntomas y perjudicar tu bienestar.

Es inspirador saber que cada día tienes la oportunidad de apostar por una vida más saludable con tus decisiones alimenticias. Aunque factores externos como el clima o la contaminación escapen a tu control, tu alimentación es una herramienta esencial para cuidar tu cuerpo. Con cada ingrediente que eliges, impactas positivamente tanto tu físico como tu mente.

Saber cuáles alimentos son los más apropiados para tus necesidades específicas y cuáles podrían afectar tu salud te permitirá adaptar tu estilo de vida para lograr el equilibrio perfecto. La nutrición, como la medicina original de la humanidad, no solo es una fuente de bienestar, sino también un puente hacia nuestras raíces, que nos prepara para un futuro lleno de posibilidades.

Con esta recopilación de conocimientos, te invito a descubrir cómo la nutrición puede convertirse en tu mejor aliada para aliviar enfermedades, fortalecer el cuerpo y disfrutar de una vida más feliz. ¿Estás dispuesta/o a iniciar este camino de aprendizaje y transformación? Tu bienestar está en tus manos y cada decisión en la cocina puede abrir la puerta a una salud más plena y sostenible. Empieza hoy mismo: Nutre tu cuerpo, alimenta tu alma y vive con plenitud.

Alimentos y hemorroides

Si estás atravesando un episodio de **crisis hemorroidal aguda**, es importante que prestes especial atención a tu dieta, ya que puede influir notablemente en tu recuperación. Durante estos momentos, resulta fundamental seguir las recomendaciones incluidas en el subcapítulo "Alimentos y bebidas a evitar" y limitar estrictamente aquellos alimentos desaconsejados. Sin embargo, fuera de los episodios más severos, su consumo ocasional en pequeñas cantidades puede no representar daños significativos si es moderado.

Uno de los pilares clave es garantizar una hidratación adecuada. Beber suficiente agua a lo largo del día no solo es esencial para la salud en general, sino que también ayuda a ablandar las heces, reduciendo así el esfuerzo durante las evacuaciones, lo cual es crucial para evitar agravar las hemorroides.

En casos de estreñimiento o heces excesivamente duras, que suelen complicar aún más esta condición, puedes recurrir a medidas temporales como laxantes estimulantes o ablandadores de heces durante un período de 1 a 7 días. Estas herramientas te ayudarán a aliviar la incomodidad del estreñimiento mientras tu cuerpo empieza a responder al aumento progresivo de fibra y líquidos en tu dieta.

Cuidar tu alimentación e hidratación, especialmente en los momentos más delicados, puede marcar una gran diferencia en cómo manejas esta condición y en cómo te sientes día a día. ¡Tu cuerpo lo agradecerá!

Crisis hemorroidales: Alimentos y bebidas a evitar

La alimentación juega un papel crucial en el manejo de las hemorroides, especialmente durante una crisis. Algunos alimentos y bebidas pueden agravar los síntomas, aumentando la irritación, inflamación o el esfuerzo requerido durante las evacuaciones. Por ello, es fundamental identificar y evitar aquellos que puedan empeorar la situación, promoviendo así una recuperación más rápida y cómoda.

A continuación, encontrarás una lista detallada de los principales alimentos y bebidas que es preferible evitar **durante los episodios de crisis** hemorroidal. Seguir estas recomendaciones puede marcar una gran diferencia en tu bienestar durante estos días de máximo dolor e incomodidad.

- **Comidas picantes**: Los alimentos picantes como el chile, el ají, la pimienta y el curry pueden irritar las hemorroides y aumentar la sensación de ardor y malestar. Es aconsejable evitar estos alimentos o reducir su consumo.

- **Alimentos grasos**: Los alimentos ricos en grasas saturadas o grasas trans pueden empeorar el estreñimiento y dificultar el paso de las heces, lo cual puede aumentar la presión en las venas hemorroidales. Evitar alimentos fritos, alimentos procesados ricos en grasas, carnes grasas y productos lácteos enteros puede ayudar a reducir los síntomas.

- **Bebidas alcohólicas**: El consumo de alcohol puede deshidratar el cuerpo y dificultar el paso de las heces, lo cual puede agravar el estreñimiento y aumentar la incomodidad durante una crisis hemorroidal. Se recomienda evitar o limitar la ingesta de bebidas alcohólicas hasta que los síntomas hayan mejorado.

- **Café y bebidas con cafeína**: El café y otras bebidas con cafeína, como el té negro y las bebidas energéticas, pueden actuar como diuréticos y deshidratar el cuerpo. Esto puede empeorar el estreñimiento y aumentar la presión sobre las venas hemorroidales. Reduce o elimina su ingesta.

- **Alimentos procesados y refinados**: Los alimentos procesados, como los productos de panadería, los alimentos enlatados y los snacks comerciales, a menudo contienen altos niveles de sal, grasas saturadas y aditivos que pueden aumentar la inflamación y el malestar en las hemorroides. Optar por alimentos frescos y naturales, como frutas, verduras y granos enteros, serán las mejores opciones

• **Bebidas gaseosas y carbonatadas**: Las bebidas gaseosas y carbonatadas pueden causar hinchazón y gases, lo cual puede aumentar la presión en el área de las hemorroides y causar incomodidad adicional. Es recomendable evitar o limitar el consumo de estas bebidas durante una crisis hemorroidal.

• **Alimentos ricos en azúcar refinada**: Los alimentos con alto contenido de azúcar refinada, como dulces, pasteles, galletas y refrescos azucarados, pueden contribuir al estreñimiento y empeorar los síntomas de las hemorroides. Estos alimentos suelen tener bajo contenido de fibra y pueden causar fluctuaciones en los niveles de azúcar en la sangre, lo que puede afectar la salud intestinal.

• **Productos lácteos enteros**: Los productos lácteos enteros, como la leche entera, el queso y la mantequilla, pueden contener altos niveles de grasas saturadas, lo cual puede dificultar la digestión y empeorar el estreñimiento. Optar por opciones lácteas bajas en grasa o alternativas vegetales, como leche de almendras o leche de soja sin azúcar añadida, serán las mejores opciones, sobre todo durante una crisis hemorroidal.

• **Carne roja**: La carne roja, especialmente cuando se consume en grandes cantidades, puede ser difícil de digerir y puede empeorar el estreñimiento. Además, la carne roja puede ser alta en grasas saturadas, lo cual puede aumentar la inflamación y la presión en las venas hemorroidales. Reducir el consumo de carne roja y optar por fuentes de proteínas magras, como pollo, pescado y legumbres, puede ayudar a aliviar los síntomas.

• **Alimentos procesados con aditivos**: Los alimentos procesados con aditivos, como conservantes, colorantes y saborizantes artificiales, pueden irritar el sistema digestivo y aumentar la inflamación en el área de las hemorroides. Es recomendable leer las etiquetas de los alimentos y evitar aquellos con una larga lista de ingredientes químicos.

• **Alimentos con alto contenido de sodio**: Los alimentos con alto contenido de sodio, como los alimentos enlatados, las comidas rápidas y los alimentos procesados, pueden contribuir a la retención de líquidos y al estreñimiento. La retención de líquidos puede aumentar la presión en las venas hemorroidales y empeorar los síntomas. Se recomienda limitar el consumo de alimentos con alto contenido de sodio y optar por opciones bajas en sal.

Alimentos que curan según la MTC

La sabiduría milenaria de la Medicina Tradicional China (MTC) nos ofrece valiosas recomendaciones para abordar las hemorroides a través de la alimentación. Según este enfoque, algunos alimentos destacan por sus potentes propiedades antiinflamatorias, que ayudan a reducir la dilatación venosa responsable del dolor y las molestias asociadas.

Además, estos alimentos son especialmente ricos en nutrientes esenciales como fibra, bioflavonoides, y vitaminas del grupo A, B, C y E, así como minerales como el zinc. Estos componentes son clave para fortalecer las paredes venosas, mejorar la circulación y disminuir la recurrencia de las hemorroides.

A continuación, se presenta una lista completa y organizada alfabéticamente de los alimentos recomendados por la MTC para maximizar sus beneficios. Incluirlos en tu dieta puede ser un gran paso hacia la recuperación y el equilibrio de tu bienestar.

Albaricoque (Prunus armeniaca)

Ingredientes: 50 g de almendras de albaricoque, 50 g de arroz redondo no glutinoso.

Preparación: Muele las almendras y remójalas en agua durante 2 horas. Extrae el jugo y hiérvelo en 1 litro y medio de agua hasta que quede sólo medio litro. Agrega el arroz y prepara una sopa. Consume esta sopa dos veces al día.

Precauciones: Según la Medicina Tradicional China (MTC), debido a su naturaleza caliente, el consumo excesivo de albaricoque puede provocar ulceraciones que son de naturaleza caliente, lo cual puede llevar a ceguera y alopecia. Por lo tanto, se debe consumir la cantidad recomendada de forma estricta. Las personas que suelen tener calor interno deben evitar su consumo. La semilla de albaricoque contiene amigdalina, que, al ser ingerida, se convierte en ácido hidrociánico mediante hidrólisis enzimática, una sustancia altamente tóxica, por lo que tampoco se debe consumir en exceso.

Calabaza (Cucurbita moschata)
Para hemorroides internas:
Ingredientes: 1 kilo de semillas de calabaza.

Preparación: Hierve las semillas en agua. Después de hervirlas, retíralas del fuego sin tapar y procede a hacer un sahumerio y lavado del ano. Realiza este procedimiento dos veces al día durante 5 días.

Precauciones: Según la MTC, debido a su naturaleza tibia y dulce, el consumo excesivo de calabaza puede provocar indigestión. Las personas que padecen de disentería o ictericia deben consumirla con precaución.

Cilantro o coriandro (Coriandrum sativum)
Para hemorroides y prolapso rectal:
Ingredientes: 500 gramos de cilantro.

Preparación: Hierve el cilantro en agua tapada. Una vez que hierva, realiza un sahumerio y lávate la zona anal.

También se pueden utilizar las semillas: machácalas y aplica la pasta en la zona afectada.

Higo (Ficus carica)
Para hemorroides con dolor y/o hemorragias:
Ingredientes: 2 higos frescos y no maduros.

Preparación: Consúmelos por la mañana y por la noche.

También puedes utilizar el jugo blanco que sale cuando arrancas las hojas de la higuera y aplicarlo en la zona.

Para hemorroides, prolapso rectal y/o estreñimiento:
Ingredientes: 10 higos frescos o secos, un trozo de tripa de cerdo. Si son frescos, primero se comen los higos y luego se cuece la tripa de cerdo para tomar el caldo. Si son secos, se comen después de cocerlos con la tripa.

Para hemorroides con dolor:
Ingredientes: varias hojas de higuera.

Preparación: Hierve las hojas y toma un baño de asiento con el líquido en la zona afectada.

Precauciones: Según la MTC, el higo fresco es un excelente laxante, por lo que no debe ser consumido por personas con deposiciones muy blandas o líquidas.

Judía adzuki o azuki (Phaseolus angularis)
Para hemorroides y hemorroides sangrantes:
Ingredientes: 60 g de judía adzuki y tripa de cerdo.

Preparación: Hierve todo a fuego lento hasta que esté bien cocido. Consume este caldo durante 4 a 6 días.

Precauciones: Según la MTC, debido a su efecto diurético, su consumo en exceso puede causar pérdida de líquidos corporales y delgadez. Las personas que orinan con frecuencia y en grandes cantidades deben consumirla con precaución.

Kiwi (Actinidia chinensis)
Ingredientes: 200 gramos de kiwi fresco.

Preparación: Consume los kiwis pelados y molidos dos veces al día, por la mañana y por la noche.

Precauciones: Según la MTC, debido a su naturaleza fría, el consumo excesivo de kiwi puede causar diarrea. Por lo tanto, no se debe comer en exceso. Es especialmente contraindicado para personas con predisposición a la diarrea o con un estómago delicado.

Sésamo (Sesamum indicum)
Ingredientes: 100 gramos de semillas de sésamo, 500 ml de agua.

Preparación: Hierve el sésamo y utiliza el caldo para lavar la zona afectada.

Tofu
Ingredientes: Media rodaja de tofu, 1 cucharadita de azúcar y agua.

Preparación: Coloca el tofu y el azúcar en una olla y agrega agua hasta cubrir el tofu. Hierve y luego reduce el fuego, manteniéndolo así durante 5 minutos. Apaga el fuego y retira la olla. Consume esta preparación por la mañana en ayunas.

Otros alimentos recomendables

Además de los alimentos previamente mencionados, existen otros que pueden resultarte especialmente beneficiosos en el manejo de las hemorroides. Aquí te los detallamos:

- **Vinagre de sidra de manzana**: Mezcla 2 cucharaditas de vinagre de sidra en un vaso de agua y consúmelo 2 o 3 veces al día. Esta sencilla preparación ayuda a mejorar la circulación sanguínea, aliviar la presión en las venas y reducir el riesgo de sangrado excesivo asociado a las hemorroides.

- **Alimentos que favorecen la cicatrización**: Incluye en tu dieta alimentos ricos en propiedades cicatrizantes y antiinflamatorias como: Cebolla, jengibre, ajo y piña.
  Estos alimentos contribuyen a la regeneración de tejidos y mejoran el proceso de recuperación.

- **Verduras y vegetales beneficiosos**: Otros alimentos que pueden ser de gran ayuda son: Berros, nabos y perejil.

  Estos vegetales, además de ser ligeros y nutritivos, aportan vitaminas y minerales que fortalecen la salud vascular y general.

Incorporar estos alimentos a tu rutina diaria apoyará el alivio de los síntomas y mejorará tu bienestar mientras atraviesas esta condición.

Remedios adicionales para uso tópico

Aquí se presenta una selección de remedios naturales de uso tópico para aliviar tanto las hemorroides internas como las externas. Estos métodos son fáciles de implementar y pueden ayudarte a reducir la inflamación, el dolor y la picazón asociados con esta condición.

Para hemorroides internas

Patata

Pela una patata y lava bien tus manos. Luego, corta un pequeño trozo en forma de supositorio. Insértalo crudo en el recto para aliviar los síntomas. Este remedio puede aplicarse 1 o 2 veces al día para calmar la inflamación.

Ajo

Aplica este remedio por la noche, antes de dormir. Pela un diente de ajo, eliminando completamente su cáscara, y córtalo para darle forma de supositorio. Insértalo en el recto, pudiendo lubricarlo con aceite de oliva para facilitar la inserción. Déjalo durante toda la noche. El diente de ajo se expulsará naturalmente durante la evacuación. El ajo es muy efectivo para reducir la picazón y la inflamación.

Para hemorroides externas

Ajo

El ajo es un remedio natural muy utilizado para aliviar las hemorroides debido a sus propiedades antiinflamatorias y antimicrobianas. Se puede aplicar de dos maneras diferentes.

En el primer método, hierve 3 o 4 dientes de ajo picados en una taza de agua durante 10 minutos. Luego, cuela el líquido y deja que se enfríe. Empapa una gasa en el agua infusionada y aplícala directamente sobre las hemorroides. Para un mayor alivio, puedes refrigerar el líquido y usarlo frío.

En el segundo método, machaca los dientes de ajo hasta obtener una pasta. Coloca esta pasta en una gasa limpia y aplícala en las hemorroides durante al menos 5 minutos. Retira la gasa después del tiempo indicado, y lava la zona con agua tibia o fría para disfrutar de sus efectos calmantes.

Tomate

Corta un tomate maduro por la mitad y colócalo directamente sobre las hemorroides. Siéntate con cuidado durante unos 15 minutos, 1 o 2 veces al día. Esto ayuda a reducir la inflamación debido a las propiedades astringentes naturales del tomate.

Patata

Ralla una patata cruda y coloca la pulpa directamente sobre la zona afectada. Déjala actuar durante varios minutos para calmar la inflamación y aliviar la irritación.

Aceite de ricino

En caso de hemorroides inflamadas, aplica 4 o 5 gotas de aceite de ricino sobre la zona previamente lavada. Este aceite tiene propiedades antiinflamatorias y calmantes. Utilízalo hasta 3 veces al día para reducir el malestar.

Ajo, laurel y clavos de olor

Otro remedio eficaz combina ajo, laurel y clavos de olor, ingredientes conocidos por sus propiedades antiinflamatorias, antimicrobianas y calmantes. Para prepararlo, toma 3 dientes de ajo, 2 hojas de laurel y 5 clavos de olor. Pon a hervir medio litro de agua y, una vez que alcance el punto de ebullición, añade los ajos previamente machacados, las hojas de laurel y los clavos. Deja que la mezcla hierva a fuego lento durante 15 a 20 minutos, permitiendo que los principios activos de los ingredientes se liberen al agua. Retira del fuego, deja enfriar y cuela la preparación.

El líquido resultante puede usarse como un ungüento natural para el alivio de las hemorroides. Para aplicarlo, empapa una gasa limpia en el líquido y colócala directamente sobre la zona afectada. Déjalo actuar durante 5 a 10 minutos, proporcionando alivio al reducir la inflamación y aliviar las molestias. Esta preparación puede utilizarse en varias aplicaciones según sea necesario.

Alimentos y bebidas recomendados para las hemorroides

Mantener una dieta equilibrada y rica en fibra es fundamental para aliviar los síntomas de las hemorroides y mejorar la salud digestiva en general. Una alimentación adecuada puede ayudar a prevenir el estreñimiento, reducir la inflamación y favorecer una evacuación intestinal más suave y regular. A continuación, se presenta una selección de alimentos y bebidas especialmente recomendados para quienes padecen de hemorroides:

- **Fuentes de fibra**: Consumir alimentos ricos en fibra es fundamental para mantener un tracto digestivo saludable y reducir el esfuerzo durante las evacuaciones intestinales. Las opciones incluyen frutas frescas como manzanas, peras, plátanos y bayas, así como verduras como brócoli, espinacas, zanahorias y calabaza. También es beneficioso incluir cereales integrales, como arroz integral, avena y pan integral en la dieta.

- **Legumbres y alubias o frijoles**: Las legumbres, como los garbanzos, las lentejas y las alubias, son excelentes fuentes de fibra y proteínas. Agregarlos a ensaladas, sopas o guisos puede ayudar a aumentar la ingesta de fibra y mejorar la regularidad intestinal.

- **Agua**: Mantenerse hidratado es esencial para el tratamiento de las hemorroides. Beber suficiente agua ayuda a ablandar las heces, lo que reduce la tensión durante las evacuaciones intestinales. Se recomienda beber al menos 8 vasos de agua al día.

- **Frutos secos y semillas**: Los frutos secos, como las nueces y las almendras, así como las semillas de chía y de lino, son ricos en fibra y grasas saludables. Pueden ayudar a promover una digestión saludable y a prevenir el estreñimiento.

- **Yogur y alimentos probióticos**: Los alimentos probióticos, como el yogur y el kéfir, contienen bacterias beneficiosas que pueden mejorar la salud intestinal. Estos alimentos pueden ayudar a aliviar los síntomas de las hemorroides al mantener un equilibrio saludable de bacterias en el tracto digestivo.

- **Aceite de oliva**: El aceite de oliva virgen extra es una opción saludable para cocinar y aliñar alimentos. Contiene propiedades antiinflamatorias y puede ayudar a suavizar las heces.

La forma en que se preparan los alimentos es tan importante como su selección. Lo ideal es optar por métodos de cocción simples, como al vapor, a la plancha o al papillote, que preservan mejor los nutrientes y resultan más saludables. Si bien algunos alimentos pueden parecer menos recomendados, no es necesario renunciar a ellos por completo; simplemente asegúrate de prepararlos de manera más ligera, utilizando menos grasas y condimentos irritantes, para que sean más adecuados y fáciles de digerir.

Alimentos y bebidas a limitar o evitar

La alimentación juega un papel clave en el manejo de las hemorroides, ya que ciertos alimentos y bebidas pueden agravar los síntomas y dificultar la recuperación. Es fundamental identificar aquellos que puedan causar irritación o estreñimiento y, en la medida de lo posible, reducir su consumo o evitarlos por completo. A continuación, se presenta una lista de los principales alimentos y bebidas que conviene limitar o eliminar para favorecer el alivio y la curación:

- **Comida picante:** Los alimentos picantes, como el chile, la salsa de tomate picante y los condimentos fuertes, pueden irritar las hemorroides y aumentar la inflamación. Es recomendable evitarlos o reducir su consumo para aliviar los síntomas.

- **Alimentos procesados:** Los alimentos procesados, como los embutidos, las comidas rápidas y los snacks empacados, suelen ser ricos en grasas saturadas y aditivos químicos. Estos alimentos pueden empeorar el estreñimiento, que es un factor desencadenante común de las hemorroides. Se recomienda optar por alimentos frescos y naturales en su lugar.

- **Bebidas alcohólicas:** El consumo excesivo de alcohol puede deshidratar el cuerpo y dificultar el funcionamiento adecuado del sistema digestivo. Esto puede llevar a un mayor estreñimiento y agravar las hemorroides. Es importante reducir o evitar el consumo de alcohol y optar por alternativas más saludables, como agua, infusiones o jugos naturales.

- **Cafeína:** El café y otras bebidas con cafeína, como el té negro y las bebidas energéticas, pueden actuar como diuréticos y empeorar la deshidratación y el estreñimiento. Limitar su consumo puede ser beneficioso para el manejo de las hemorroides.

- **Alimentos ricos en grasas saturadas:** Las grasas saturadas, presentes en alimentos como la carne roja, los productos lácteos enteros y los alimentos fritos, pueden dificultar la digestión y aumentar la presión sobre las venas hemorroidales. Optar por fuentes de proteínas magras y grasas saludables, como pescado, aves de corral sin piel, nueces y aguacates, puede ser una alternativa más favorable.

- **Productos lácteos:** Algunas personas pueden experimentar intolerancia a la lactosa o sensibilidad a los productos lácteos, lo que puede empeorar los síntomas de las hemorroides en ciertos casos. Si notas que los lácteos empeoran tus síntomas, puedes considerar alternativas como leche sin lactosa, leches vegetales o productos lácteos fermentados, como el yogur probiótico.

- **Alimentos con alto contenido de azúcar:** Los alimentos y bebidas ricos en azúcares refinados, como los dulces, pasteles, refrescos y jugos comerciales, pueden contribuir al estreñimiento y al aumento de peso. El exceso de peso puede ejercer presión adicional sobre las venas hemorroidales, empeorando los síntomas. Es recomendable limitar el consumo de estos alimentos y optar por alternativas más saludables y bajas en azúcares, como frutas frescas.

- **Alimentos con bajo contenido de fibra**: La falta de fibra en la dieta es un factor de riesgo para el estreñimiento, lo cual puede agravar las hemorroides. Es importante evitar o reducir el consumo de alimentos refinados y procesados, como el pan blanco, el arroz blanco y la pasta regular, que son bajos en fibra. En su lugar, se deben elegir alimentos integrales, como pan integral, arroz integral y pasta de trigo integral, así como frutas y verduras frescas.

- **Alimentos irritantes**: Algunos alimentos pueden irritar el revestimiento del tracto digestivo y empeorar los síntomas de las hemorroides. Estos alimentos incluyen cítricos, como naranjas y limones, así como tomates y alimentos ácidos en general. Si sientes que estos alimentos te causan molestias, es recomendable reducir su consumo o evitarlos temporalmente.

- **Alimentos que causan gases**: Algunos alimentos pueden producir gases intestinales y aumentar la presión en el área del ano, lo cual puede agravar los síntomas de las hemorroides. Estos alimentos incluyen legumbres, como alubias, lentejas y garbanzos, así como algunas verduras crucíferas, como el brócoli y la coliflor. Si experimentas molestias debido a los gases, puedes reducir su consumo o buscar métodos de cocción alternativos que los hagan más digestibles.

Recuerda que una dieta adecuada es solo una parte del manejo efectivo de las hemorroides; adoptar un estilo de vida saludable es igualmente importante. Complementa tu alimentación con actividad física regular, ya que ayuda a mejorar la circulación y la salud intestinal. Evita permanecer sentada/o o de pie durante largos periodos y prioriza una higiene cuidadosa y delicada en el área anal para prevenir irritaciones. Al combinar estos hábitos, no solo contribuirás a aliviar los síntomas, sino también a prevenir su reaparición o empeoramiento en el futuro.

Formas de cocinar y salud

Cocinar de manera saludable es esencial para todas las personas pero adquiere una mayor importancia a partir de los 40 años. A continuación, se presentan diversas técnicas de cocina, junto con sus beneficios y riesgos para la salud:

Formas más saludables de cocinar

- **Vapor**: El método de cocción al vapor es una excelente opción para preservar los nutrientes de los alimentos, ya que no se utilizan grasas adicionales. El vapor ayuda a mantener los alimentos tiernos y jugosos, y es una forma suave de cocinar que no contribuye a la formación de compuestos dañinos.

- **Asado al horno**: El asado al horno es una forma saludable de cocinar, ya que no requiere el uso de aceites añadidos. Puedes asar una variedad de alimentos, como verduras, pescado y pollo, para obtener una comida nutritiva y sabrosa.

- **Salteado ligero**: El salteado ligero implica cocinar los alimentos rápidamente a fuego alto con un poco de aceite saludable, como el aceite de oliva virgen extra de primera presión en frío. Esta técnica permite que los alimentos se cocinen rápidamente, conservando la textura y los nutrientes.

- **Hervido**: El hervido es una forma saludable de cocinar, especialmente para las verduras. Al hervir las verduras, se conservan los nutrientes y se obtiene una textura tierna. Es importante no cocinar en exceso para evitar la pérdida de nutrientes.

- **Horneado**: El horneado es una excelente forma de cocinar alimentos sin la necesidad de añadir aceites adicionales. Puedes hornear pescado, aves, vegetales y granos enteros para obtener platos saludables y deliciosos.

Formas menos saludables de cocinar

- **Fritura**: La fritura implica sumergir los alimentos en aceite caliente, lo cual aumenta la cantidad de grasas saturadas y calorías. Además, la fritura a altas temperaturas genera compuestos dañinos para la salud.

- **Empanado y rebozado**: El empanado y rebozado de alimentos aumenta la cantidad de calorías y grasas en un plato. Los alimentos empanados suelen absorber más aceite durante la cocción, lo que resulta en una comida menos saludable.

- **Salsas y aderezos cremosos**: Las salsas y aderezos cremosos a menudo contienen altas cantidades de grasas saturadas y calorías adicionales. Estas salsas pueden aumentar la inflamación y empeorar los dolores.

- **Parrilla a altas temperaturas**: Cocinar los alimentos a altas temperaturas en la parrilla puede generar compuestos dañinos, como hidrocarburos aromáticos policíclicos y aminas heterocíclicas, que se han relacionado con un mayor riesgo de cáncer. Además, la carne a la parrilla suele generar compuestos inflamatorios.

Recuerda que la forma en que cocines los alimentos puede tener un impacto en su valor nutricional y en cómo afectan a tu cuerpo. Es importante elegir métodos de cocción saludables para maximizar los beneficios de los alimentos y reducir los posibles efectos negativos.

Apoyo para hemorroides: Recetas fáciles y deliciosas

Te presento una cuidada selección de recetas rápidas, sencillas y deliciosas, especialmente pensadas para promover tu bienestar intestinal y aliviar los síntomas de las hemorroides. Estas preparaciones, además de ser nutritivas, te ayudarán a prevenir futuras molestias y a adoptar hábitos alimenticios saludables. ¡Disfruta cuidándote!

Desayunos

1. Avena con frutas: Prepara un tazón de avena con leche baja en grasa y añade trozos de frutas como plátano, bayas o manzana. Evita agregar azúcar y opta por endulzar con miel o stevia.

2. Batido verde: Mezcla espinacas frescas, trozos de piña, pepino, jugo de limón y agua en una licuadora. Agrega hielo si deseas una consistencia más fría y refrescante.

3. Tostadas de aguacate y huevo: Tuesta una rebanada de pan integral y agrega una capa de aguacate en rodajas. Cocina un huevo revuelto o poché y colócalo sobre el aguacate. Espolvorea con sal y pimienta al gusto.

4. Yogur con semillas y frutas: Opta por un yogur natural sin azúcar y agrega semillas de chía, linaza o girasol. Añade trozos de frutas como plátano, manzana o melocotón para obtener fibra adicional.

5. Tortilla de claras de huevo con vegetales: Prepara una tortilla con claras de huevo y añade vegetales como espinacas, champiñones, tomates y cebolla. Cocina a fuego medio hasta que esté lista.

6. Smoothie de bayas y espinacas: Mezcla bayas congeladas (como fresas, arándanos o frambuesas) con espinacas frescas, leche baja en grasa y una cucharada de mantequilla de nueces o semillas.

7. Panqueques de avena y plátano: Mezcla avena en hojuelas, plátano maduro, huevos y canela en una licuadora hasta obtener una masa homogénea. Cocina los panqueques en una sartén antiadherente y sírvelos con frutas frescas y una cucharada de miel.

8. Batido de proteínas y frutas: Mezcla proteína en polvo (asegúrate de que sea adecuada para tu situación médica), leche baja en grasa, espinacas, plátano y bayas en una licuadora. Agrega hielo si deseas una consistencia más fría.

9. Tostadas de aguacate y tomate: Tuesta una rebanada de pan integral y añade aguacate en rodajas, tomate en rodajas y un poco de sal marina. Puedes agregar también condimentos como pimienta negra y perejil.

Almuerzos

1. Ensalada de espinacas y salmón: Combina espinacas frescas con trozos de salmón a la parrilla, tomates cherry, pepino y nueces. Aliña con aceite de oliva, jugo de limón y una pizca de sal.

2. Wraps de pollo y vegetales: Envuelve pechuga de pollo a la parrilla en una tortilla integral. Añade tiras de pimientos, zanahorias ralladas y hojas de lechuga. Agrega una salsa baja en grasa como yogur griego con hierbas.

3. Sopa de verduras: Prepara una sopa reconfortante con caldo de verduras bajo en sodio y añade una variedad de vegetales como zanahorias, calabacines y pimientos. Agrega hierbas como perejil y tomillo para dar sabor.

4. Ensalada de quinoa y vegetales: Cocina quinoa y mézclala con vegetales crujientes como pepino, pimientos, zanahorias y tomates cherry. Aliña con aceite de oliva y jugo de limón.

5. Sopa de lentejas y verduras: Prepara una sopa con lentejas cocidas, zanahorias, apio, cebolla y caldo de verduras bajo en sodio. Añade especias como cúrcuma y comino para dar sabor.

6. Wrap de pavo y aguacate: Envuelve lonchas de pavo bajo en sal con aguacate en una tortilla integral. Añade lechuga, tomate y pepino para obtener más fibra y textura.

7. Ensalada de garbanzos y vegetales: Combina garbanzos cocidos, pepino, tomate, pimientos y cebolla en una ensaladera. Aliña con aceite de oliva, jugo de limón y una pizca de sal y pimienta.

8. Wrap de salmón y aguacate: Envuelve salmón a la parrilla en una tortilla integral. Agrega rodajas de aguacate, espinacas y rodajas finas de pepino. Puedes agregar una salsa de yogur baja en grasa para darle más sabor.

9. Sopa de calabaza y jengibre: Cocina calabaza en trozos con caldo de verduras bajo en sodio y jengibre fresco rallado. Licúa la mezcla hasta obtener una textura suave y cremosa. Puedes agregar un poco de crema agria baja en grasa y cilantro fresco como guarnición.

10. Ensalada de espinacas y salmón: Combina espinacas frescas con trozos de salmón a la parrilla, tomates cherry, pepino y nueces. Aliña con aceite de oliva, jugo de limón y una pizca de sal.

11. Wraps de pollo y vegetales: Envuelve pechuga de pollo a la parrilla en una tortilla integral. Añade tiras de pimientos, zanahorias ralladas y hojas de lechuga. Agrega una salsa baja en grasa como yogur griego con hierbas.

12. Sopa de verduras: Prepara una sopa reconfortante con caldo de verduras bajo en sodio y añade una variedad de vegetales como zanahorias, calabacines y pimientos. Agrega hierbas como perejil y tomillo para dar sabor.

13. Ensalada de quinoa y vegetales: Cocina quinoa y mézclala con vegetales crujientes como pepino, pimientos, zanahorias y tomates cherry. Aliña con aceite de oliva y jugo de limón.

14. Pavo al horno con puré de batatas: Hornea una pechuga de pavo sazonada con hierbas y especias. Sirve con puré de batatas hecho con batatas asadas, un poco de leche baja en grasa y una pizca de canela.

15. Stir-fry de tofu y vegetales: Saltea tofu en cubos con una variedad de vegetales como brócoli, zanahorias, pimientos y champiñones. Añade salsa de soja baja en sodio y sirve con arroz integral.

16. Pescado al horno con vegetales: Hornea una porción de pescado blanco, como el lenguado o la merluza, con limón, pimienta y hierbas de tu elección. Acompaña con una variedad de vegetales asados, como zanahorias, brócoli y calabacín.

17. Ensalada de pollo a la parrilla: Combina pollo a la parrilla en trozos con hojas de lechuga, tomates cherry, pepino, aguacate y nueces. Aliña con una vinagreta ligera de limón y aceite de oliva.

18. Pasta integral con salsa de tomate casera: Cocina pasta integral al dente y acompáñala con una salsa de tomate casera hecha con tomates frescos, cebolla, ajo y hierbas como albahaca y orégano. Agrega vegetales como espinacas o champiñones salteados.

19. Ensalada de garbanzos y aguacate: Combina garbanzos cocidos, aguacate en cubos, pepino, tomate, cebolla morada y cilantro fresco. Aliña con jugo de limón, aceite de oliva, sal y pimienta.

20. Stir-fry de camarones y vegetales: Saltea camarones con una variedad de vegetales como pimientos, zanahorias, brócoli y cebolla en una sartén con un poco de aceite de oliva. Agrega salsa de soja baja en sodio y sirve con arroz integral.

21. Ensalada de quinoa y salmón ahumado: Combina quinoa cocida, salmón ahumado en trozos, espinacas, tomate cherry y aguacate en una ensaladera. Aliña con una vinagreta de limón y mostaza Dijon.

22. Ensalada de quinoa y vegetales asados: Cocina quinoa y mézclala con vegetales asados como calabaza, berenjenas, zanahorias y pimientos. Aliña con aceite de oliva, vinagre balsámico y una pizca de sal y pimienta.

23. Pollo al curry con arroz integral: Prepara pollo a la plancha y luego cocínalo con una salsa de curry casera hecha con leche de coco, pasta de curry rojo, ajo y jengibre. Sirve con arroz integral.

24. Wrap de atún y aguacate: Envuelve atún enlatado en agua con aguacate en una tortilla integral. Agrega hojas de espinacas, tomate en rodajas y una salsa baja en grasa de tu elección.

25. Sopa de calabaza y jengibre: Cocina calabaza en trozos con caldo de verduras bajo en sodio y jengibre fresco rallado. Licúa la mezcla hasta obtener una textura suave y cremosa. Puedes agregar un poco de crema agria baja en grasa y cilantro fresco como guarnición.

26. Ensalada de lentejas y vegetales: Combina lentejas cocidas con pepino, pimientos, cebolla roja y perejil fresco. Aliña con jugo de limón, aceite de oliva, sal y pimienta.

27. Pavo al horno con puré de coliflor: Hornea una pechuga de pavo sazonada con hierbas y especias. Sirve con puré de coliflor hecho con coliflor cocida y triturada, un poco de leche baja en grasa y una pizca de nuez moscada.

Recuerda adaptar estas recetas según tus preferencias y necesidades dietéticas personales. Además, es importante beber mucha agua entre comidas, y mantener una dieta equilibrada y rica en fibra para evitar el estreñimiento, el cual suele agravar las hemorroides.

Meriendas

1. Yogur griego con semillas de lino: El yogur griego es rico en proteínas y las semillas de lino son una excelente fuente de fibra. Combínalos para obtener una merienda saciante y nutritiva.

2. Bastones de apio con hummus: El apio es bajo en calorías y alto en fibra. Sírvelo con hummus para agregar sabor y proteínas.

3. Smoothie de frutas y verduras: Mezcla espinacas, piña, pepino y agua de coco en un batido refrescante y nutritivo. Las frutas y verduras añaden fibra y vitaminas esenciales.

4. Rollitos de lechuga: Envuelve tiras de pollo a la parrilla, aguacate y hojas de lechuga en un rollo. Añade hummus o salsa de yogur griego como aderezo.

5. Chips de kale: Hornea hojas de kale con un poco de aceite de oliva y sal hasta que estén crujientes. Estas chips de kale son ricas en fibra y nutrientes.

6. Batido de frutas con yogur: Mezcla tus frutas favoritas, como bayas o melón, con yogur sin azúcar y hielo. Puedes agregar semillas de lino molidas para obtener un impulso de fibra.

7. Tazón de frutas con nueces: Prepara un tazón con una mezcla de frutas frescas, como kiwi, piña y uvas, y añade un puñado de nueces. Las nueces proporcionan grasas saludables y fibra.

8. Rollitos de jamón y pepino: Envuelve lonchas de jamón magro alrededor de rodajas de pepino. Puedes agregar una fina capa de queso crema sin grasa para darle más sabor.

9. Yogur con granola casera: Elige un yogur natural sin azúcar y añade tu propia granola casera hecha con avena, nueces y semillas. La granola aporta fibra y textura crujiente.

Cenas

1. Pescado al horno con vegetales asados: Hornea una porción de pescado blanco, como el salmón o la merluza, con limón, pimienta y hierbas de tu elección. Acompaña con una variedad de vegetales asados, como calabaza, zanahorias y brócoli.

2. Ensalada de pollo a la parrilla: Combina pollo a la parrilla en trozos con hojas de espinacas, tomates cherry, pepino, aguacate y nueces. Aliña con una vinagreta ligera de limón y aceite de oliva.

3. Sopa de verduras: Prepara una sopa reconfortante con caldo de verduras bajo en sodio y añade una variedad de vegetales como zanahorias, brócoli y pimientos. Agrega hierbas como perejil y tomillo para dar sabor.

4. Ensalada de garbanzos y aguacate: Combina garbanzos cocidos, aguacate en cubos, pepino, tomate, cebolla morada y cilantro fresco. Aliña con jugo de limón, aceite de oliva, sal y pimienta.

5. Stir-fry de camarones y vegetales: Saltea camarones con una variedad de vegetales como pimientos, zanahorias, brócoli y cebolla en una sartén con un poco de aceite de oliva. Agrega salsa de soja baja en sodio y sirve con arroz integral.

6. Ensalada de quinoa y salmón ahumado: Combina quinoa cocida, salmón ahumado en trozos, espinacas, tomate cherry y aguacate en una ensaladera. Aliña con una vinagreta de limón y mostaza dijon.

7. Pollo al horno con puré de coliflor: Hornea una pechuga de pollo sazonada con hierbas y especias. Sirve con puré de coliflor hecho con coliflor cocida y triturada, un poco de leche baja en grasa y una pizca de nuez moscada.

8. Ensalada de espinacas y salmón: Combina espinacas frescas con trozos de salmón a la parrilla, tomates cherry, pepino y nueces. Aliña con aceite de oliva, jugo de limón y sal.

9. Wrap de pavo y aguacate: Envuelve una rebanada de pavo bajo en sodio con aguacate en una tortilla integral. Agrega hojas de lechuga, tomate en rodajas y una salsa baja en grasa de tu elección.

10. Sopa de lentejas: Cocina lentejas con caldo de verduras bajo en sodio, cebolla, zanahorias y apio. Añade hierbas como tomillo y romero para dar sabor.

11. Stir-fry de tofu y vegetales: Saltea tofu en cubos con una variedad de vegetales como brócoli, zanahorias, pimientos y champiñones. Añade salsa de soja baja en sodio y sirve con fideos de arroz integral.

12. Ensalada de quinoa y vegetales: Cocina quinoa y mézclala con vegetales crujientes como pepino, pimientos, zanahorias y tomates cherry. Aliña con aceite de oliva y jugo de limón.

13. Pescado a la parrilla con espinacas salteadas: Cocina una porción de pescado a la parrilla, como el salmón o la lubina. Acompaña con espinacas salteadas en aceite de oliva y ajo.

14. Ensalada de pollo a la parrilla y quinoa: Combina pollo a la parrilla en trozos con quinoa cocida, tomates cherry, pepino, cebolla roja y hojas de lechuga. Aliña con una vinagreta ligera de limón y aceite de oliva.

15. Sopa de calabaza con jengibre: Cocina calabaza en trozos con caldo de verduras bajo en sodio y jengibre fresco rallado. Licúa la mezcla hasta obtener una textura suave y cremosa. Puedes agregar un toque de crema agria baja en grasa y cilantro fresco como guarnición.

16. Ensalada de garbanzos y aguacate: Combina garbanzos cocidos, aguacate en cubos, tomate, pepino, cebolla morada y cilantro fresco. Aliña con jugo de limón, aceite de oliva, sal y pimienta.

17. Stir-fry de camarones y vegetales: Saltea camarones con una variedad de vegetales como pimientos, zanahorias, brócoli y cebolla en una sartén con un poco de aceite de oliva. Agrega salsa de soja baja en sodio y sirve con arroz integral.

18. Ensalada de quinoa y salmón ahumado: Combina quinoa cocida, salmón ahumado en trozos, espinacas, tomate cherry y aguacate en una ensaladera. Aliña con una vinagreta de limón y mostaza Dijon.

19. Pollo al horno con vegetales al vapor: Hornea una pechuga de pollo sazonada con hierbas y especias. Acompaña con una variedad de vegetales al vapor como brócoli, zanahorias y coliflor.

20. Ensalada de salmón y aguacate: Combina salmón a la parrilla en trozos con aguacate en cubos, espinacas, tomates cherry y nueces. Aliña con una vinagreta ligera de limón y aceite de oliva.

21. Sopa de verduras y lentejas: Prepara una sopa reconfortante con caldo de verduras bajo en sodio y añade una variedad de vegetales como zanahorias, apio, pimientos y lentejas. Agrega hierbas como perejil y tomillo para dar sabor.

22. Ensalada de garbanzos y espinacas: Combina garbanzos cocidos, espinacas frescas, tomates cherry, pepino y aceitunas. Aliña con aceite de oliva, jugo de limón y una pizca de sal.

23. Stir-fry de tofu y vegetales con arroz integral: Saltea tofu en cubos con una variedad de vegetales como pimientos, zanahorias, brócoli y champiñones en una sartén con un poco de aceite de oliva. Agrega salsa de soja baja en sodio y sirve con arroz integral.

ZUMOS Y JUGOS

*"Disfrutad de vuestra buena salud; sólo son jóvenes
los que se encuentran bien" (Voltaire)*

Los alimentos crudos, también llamados alimentos 'vivos', son una fuente excepcional de vitaminas, minerales, fibra, oligoelementos, enzimas y otros compuestos beneficiosos que protegen nuestra salud. Incorporarlos en la rutina alimentaria no solo ayuda a prevenir enfermedades, sino que también mejora síntomas asociados con diversos trastornos, retrasa el envejecimiento, regula la flora intestinal y aporta energía y vitalidad.

Además de consumir ensaladas, frutas enteras y frutos secos, una de las formas más sencillas y cómodas de garantizar este aporte diario es mediante la preparación de zumos, batidos y jugos caseros. Estas bebidas son una alternativa ideal para quienes no disfrutan de consumir frutas y verduras directamente, ofreciendo una manera deliciosa y nutritiva de integrar estos alimentos esenciales. En un mundo dominado por alimentos ultraprocesados y toxinas, necesitamos más que nunca buenos nutrientes que favorezcan la desintoxicación del organismo y mantengan la salud en equilibrio.

Una práctica común entre muchas personas es utilizar solo frutas para preparar sus zumos y batidos, pasando por alto las extraordinarias propiedades de las verduras y hortalizas. Incorporarlas no solo aporta variedad y mayor valor nutricional, sino que también potencia los beneficios de estas preparaciones, que destacan por sus capacidades antioxidantes, remineralizantes, tonificantes y alcalinizantes. Estas cualidades ayudan a equilibrar el organismo, rejuvenecer las células y mejorar el bienestar general. Además, incluir verduras y hortalizas permite reducir el índice glucémico, aumentar la sensación de saciedad y optimizar los beneficios para la salud.

Es importante destacar que la mayoría de los zumos disponibles en supermercados y tiendas están lejos de ser opciones saludables. Normalmente, estos productos industriales contienen cantidades excesivas de azúcares añadidos, edulcorantes, conservantes y otros aditivos químicos que resultan perjudiciales. Por otro lado, los procesos de pasteurización eliminan gran parte de las vitaminas y enzimas esenciales, y muchas carecen de fibra debido a su alto nivel de refinamiento. En muchos casos, contienen muy poca fruta real, convirtiéndose así en productos altamente procesados y carentes de valor nutricional.

Otro aspecto preocupante es su elevado índice glucémico, capaz de provocar picos de azúcar en la sangre, favorecer el aumento de peso y generar alteraciones metabólicas a largo plazo. Por estas razones, la mejor manera de disfrutar de zumos y batidos saludables es elaborarlos en casa, empleando ingredientes frescos, naturales y de calidad, garantizando así una bebida rica en nutrientes y beneficios reales para nuestro cuerpo.

Para mantener un cuerpo sano y lleno de energía, incorporar la ingesta diaria de zumos frescos de frutas, verduras y hortalizas es una práctica ideal. La amplia variedad de combinaciones posibles no solo proporciona sabor y frescura, sino que también ofrece ventajas específicas para afecciones como la artritis, gracias a nutrientes clave que favorecen el bienestar integral. Convertir esta costumbre en un hábito cotidiano puede transformar tu salud, revitalizarte y mejorar tu calidad de vida. ¡Atrévete a probarlo y siente la diferencia!

Beneficios para las hemorroides

Los zumos, jugos y batidos no solo son deliciosos y refrescantes, sino que también pueden convertirse en grandes aliados para aliviar los síntomas de las hemorroides y fomentar la recuperación. Gracias a su alto contenido de fibra, antioxidantes y agua, estas bebidas contribuyen significativamente a una mejor salud intestinal y al bienestar general. A continuación, descubrirás sus principales beneficios:

- **Hidratación óptima**: El consumo de zumos, jugos y batidos ayuda a mantener el cuerpo bien hidratado, lo que es fundamental para prevenir el estreñimiento, una de las principales causas de las hemorroides. Una hidratación adecuada ablanda las heces, facilitando su paso y reduciendo el esfuerzo al evacuar.

- **Rico contenido en fibra**: Al preparar batidos con frutas y verduras enteras, se conserva su contenido en fibra, un nutriente esencial para regular el tránsito intestinal. La fibra ayuda a evitar el estreñimiento, disminuyendo la presión sobre las venas del recto y el ano.

- **Propiedades antiinflamatorias y calmantes**: Muchos ingredientes comunes en los zumos y batidos, como piña, arándanos, jengibre o cúrcuma, tienen propiedades antiinflamatorias que pueden contribuir a reducir la inflamación de las hemorroides, aliviando los síntomas de dolor y molestias.

- **Estímulo para la digestión**: Las combinaciones de frutas y verduras frescas promueven una digestión eficiente, ayudando a mantener un sistema digestivo saludable. Ingredientes como papaya, piña o manzana verde pueden facilitar la digestión y prevenir complicaciones intestinales.

- **Fácil absorción de nutrientes**: Los jugos y batidos permiten que el organismo absorba rápidamente nutrientes esenciales como vitaminas, minerales y antioxidantes, que son clave para reforzar el sistema inmunológico y acelerar la curación de tejidos dañados.

- **Apoyo para una dieta ligera**: Estas bebidas son una opción cómoda y versátil para mantener una dieta ligera y equilibrada. Al ser fáciles de digerir, minimizan la irritación en el sistema gastrointestinal, lo que resulta ideal en caso de hemorroides dolorosas.

Ingredientes estrella para combatir las hemorroides

Para potenciar los beneficios, incluye en tus recetas ingredientes valiosos como:

- *Ciruelas y peras*: Altas en fibra soluble e ideales para el tránsito intestinal.

- *Papaya y piña*: Famosas por facilitar la digestión gracias a sus enzimas naturales.

- *Espinacas o kale*: Aportan hierro, fibra y antioxidantes.

- *Arándanos y frambuesas*: Excelentes antioxidantes con propiedades antiinflamatorias.

- *Jengibre y cúrcuma*: Mejoran la circulación y reducen la inflamación.

Incorporar zumos, jugos y batidos en tu dieta no solo es una opción deliciosa, sino una estrategia efectiva para aliviar y prevenir las hemorroides, mientras disfrutas de una alimentación sana, nutritiva y agradable. ¡Tu salud intestinal te lo agradecerá!

Beneficios generales para la salud

Incorporar licuados o batidos en tu dieta puede ser una decisión excelente para tu salud. A continuación, se destacan algunos de sus beneficios más relevantes:

- **Cumplimiento de la ingesta recomendada de frutas y verduras**: Los licuados y batidos son una forma práctica y deliciosa de alcanzar las 5 raciones diarias recomendadas de frutas y verduras, asegurando una amplia gama de nutrientes esenciales para nuestro cuerpo.

- **Fácil asimilación y digestión**: Al estar en forma líquida, se digieren con mayor facilidad y permiten la rápida absorción de nutrientes, siendo ideales para personas con sensibilidad o problemas digestivos.

- **Complemento vitamínico y mineral**: Elaborados con frutas y verduras frescas, los licuados y batidos son una excelente fuente de vitaminas y minerales esenciales para el funcionamiento óptimo de nuestro organismo.

- **Depuración y desintoxicación del organismo**: Ingredientes como hojas verdes y antioxidantes naturales favorecen la eliminación de toxinas, promoviendo la salud celular y una limpieza interna efectiva.

- **Equilibrio del pH corporal**: Gracias a alimentos alcalinos, los licuados y batidos ayudan a estabilizar el pH del cuerpo, contribuyendo a prevenir enfermedades y fomentar el bienestar.

- **Reducción de la inflamación**: Ingredientes con propiedades antiinflamatorias como el jengibre, la cúrcuma o las hojas verdes ayudan a combatir la inflamación y cuidar de nuestro bienestar general.

- **Sustitución de una comida completa**: Combinar proteínas, grasas saludables y carbohidratos complejos convierte a los batidos en una opción equilibrada y nutritiva para reemplazar una comida completa, promoviendo saciedad y energía sostenida.

- **Mantenimiento del peso ideal**: Su bajo contenido calórico y alta concentración de nutrientes favorecen una alimentación equilibrada, ayudándote a controlar el apetito y alcanzar tu peso ideal.

- **Mejora la salud y belleza de la piel**: Vitaminas como la A y la C contenidas en los ingredientes frescos contribuyen a una piel radiante, saludable y bien hidratada.

- **Retraso del envejecimiento celular**: Los antioxidantes presentes en los ingredientes combaten el daño oxidativo, ayudando a preservar una apariencia más juvenil y protegiendo las células de nuestro cuerpo.

- **Aporte de energía y vitalidad**: Los licuados y batidos pueden incluir superalimentos que otorgan un impulso de energía duradero, manteniéndote activo y revitalizado durante todo el día.

En conclusión, los licuados y batidos son una opción nutritiva, práctica y versátil para incorporar en tu alimentación. Además de facilitar el consumo diario de frutas y verduras, ofrecen una variedad de beneficios para tu salud y bienestar general, todo ello de una manera deliciosa y fácil de disfrutar.

Diferencias entre los zumos caseros y los comerciales

Hoy en día, resulta complicado distinguir qué alimentos realmente benefician nuestra salud. La variedad en los supermercados es abrumadora, con estantes repletos de opciones atractivas y envases llamativos que prometen ser naturales y saludables. A menudo, la publicidad y el diseño captan nuestra atención, pero ¿estamos comprando auténticas bebidas naturales a base de frutas y/o verduras? ¿Sabes cuáles son las principales diferencias entre un preparado casero y las opciones industriales? ¿Es verdad que los productos envasados son tan nutritivos como aparentan? Si dedicas unos minutos a leer detenidamente sus ingredientes y analizar su composición, podrías llevarte más de una sorpresa.

Hace algunos años, se establecieron regulaciones internacionales para definir los estándares que cada bebida a base de frutas debe cumplir, especificando las características precisas de cada tipo de producto. En las próximas líneas, exploraremos estos aspectos y aclararemos las diferencias esenciales.

- **Zumo de fruta**

Esta bebida se elabora a partir de frutas frescas, refrigeradas o congeladas, sin pasar por procesos de fermentación. Puede incluir la pulpa de la fruta extraída por separado y, en algunos casos, estar compuesta por una mezcla de varias frutas. En su etiqueta debe especificarse la composición en orden decreciente, incluyendo el porcentaje de cada una.

A menudo se somete a tratamientos de esterilización o pasteurización para prolongar su vida útil y evitar la necesidad de refrigeración. Sin embargo, este proceso conlleva una pérdida significativa de nutrientes esenciales, como vitaminas y enzimas. Además, carece de la fibra natural presente en las frutas enteras.

- **Zumo a partir de concentrados**

Se elabora reconstituyendo zumos concentrados mediante la mezcla con agua. Para obtener el concentrado, se extrae el jugo natural de la fruta mediante evaporación u otros procesos físicos. En este punto, pueden añadirse aromas o pulpa de frutas similares para recuperar parte del sabor.

Aunque es una opción extendida, durante su elaboración se pierden enzimas, la mayoría de las vitaminas, parte de los minerales y la fibra que caracteriza a la fruta natural.

- **Zumo de fruta deshidratado o en polvo**

En este caso, se elimina el agua de las frutas para obtener un producto seco en forma de polvo, que posteriormente puede rehidratarse añadiendo agua o comercializarse directamente en esta presentación. Este proceso también implica la pérdida de enzimas, vitaminas, minerales y fibra.

- **Néctar de fruta**

No corresponde a un zumo en sentido estricto, sino a una bebida preparada con concentrado de frutas, agua y azúcares o edulcorantes. Su perfil nutricional es bastante pobre en comparación con las frutas naturales, y habitualmente se le añaden aditivos para mejorar el sabor, el color o garantizar su conservación.

- **Bebidas con zumo**

Estas mezclas combinan diversas frutas, pero el porcentaje real de zumo es muy bajo. En su mayoría, estas bebidas carecen de los nutrientes naturales de la fruta, porque están compuestas principalmente de agua, aromas, colorantes y edulcorantes.

- **Bebidas de zumo con leche**

Aunque incluyen zumo de frutas, este generalmente proviene de concentrados y en cantidades mínimas. Se combinan con leche, agua, aromas y otros ingredientes. Estas bebidas no pueden calificarse como auténticos zumos, y las vitaminas presentes suelen añadirse artificialmente durante el proceso de elaboración para compensar la pérdida de nutrientes en los pasos previos.

- **Jugos de hortalizas y/o verduras**

Elaborados a través de procesos industriales, estos productos obtienen el líquido de verduras y hortalizas mediante métodos de extracción específicos. Pueden incluir adicionados de pulpa o purés de vegetales procesados, además de mezclas de diferentes variedades para crear perfiles más equilibrados o atractivos.

Por lo general, estos jugos están sometidos a tratamientos como la pasteurización o la esterilización, lo que extiende su vida útil y evita la necesidad de refrigeración. Sin embargo, estos procesos suelen reducir la concentración de nutrientes esenciales como vitaminas y fitonutrientes. También carecen de fibra natural, y en algunos casos se añaden conservantes, sal o potenciadores del sabor que alteran su valor nutricional.

- **Batidos comerciales**

Los batidos industriales mezclan frutas, verduras y/o hortalizas en forma de purés o concentrados con agua, leche, bebidas vegetales u otros líquidos. Su textura es más espesa que la de los jugos porque suelen incluir mayor proporción de pulpa o ingredientes ricos en fibra.

Para mejorar su aspecto, sabor y durabilidad, los batidos comerciales pueden contener azúcares añadidos, conservantes, colorantes y aromas que alteran la composición natural del producto. Además, suelen ser sometidos a procesos como la pasteurización o esterilización térmica para garantizar su conservación a temperatura ambiente. Esto también puede impactar los nutrientes originales, afectando su calidad nutricional.

Ventajas de los zumos y jugos caseros

Después de descubrir qué contienen realmente los preparados comerciales, resulta evidente que prepararlos en casa tiene muchísimas ventajas. A continuación se presentan las principales:

- **Control total de los ingredientes**: Al preparar nuestros propios zumos, tenemos la certeza de los ingredientes que usamos. Sin aditivos innecesarios, sin conservantes y, sobre todo, sin sorpresas desagradables.

- **Variedad y creatividad**: Podemos elegir nuestras frutas y verduras favoritas, experimentar con combinaciones o aprovechar todo lo que esté de temporada. Esto no solo trae una explosión de sabores diferentes, sino también un aumento en los beneficios nutricionales.

- **Aroma y sabor auténtico**: Los zumos caseros destacan por mantener el aroma y sabor genuino de las frutas y verduras frescas. Nada se compara con disfrutar de un zumo recién hecho, lleno de frescura natural.

- **Retención máxima de nutrientes**: Vitaminas, minerales, enzimas naturales, antioxidantes y otros nutrientes permanecen intactos cuando preparamos los zumos en casa. Esto amplifica los beneficios para nuestra salud de forma significativa.

- **Productos de calidad**: Tenemos la libertad de escoger ingredientes frescos, de temporada y en su mejor punto de maduración. Esto garantiza no solo un sabor óptimo, sino también una calidad nutricional insuperable.

- **Ventajas de los alimentos de temporada**: Consumir frutas y verduras de temporada es una decisión sostenible, saludable y económica. Estas opciones suelen tener más sabor y valor nutricional, además de ser más accesibles para el bolsillo.

- **Personalización total**: Dependiendo del método que usemos (licuadora o batidora), podemos elegir entre un zumo más claro y ligero, o uno más consistente con mayor contenido de fibra. Esto permite adaptarlos a nuestras necesidades.

- **Una opción saludable para los más pequeños**: Los zumos caseros son una excelente forma de incluir frutas y verduras en la dieta de los niños, especialmente si no les gustan. Con creatividad en sabores y presentaciones, se pueden hacer irresistibles para ellos.

En resumen, preparar nuestros propios zumos ofrece muchas ventajas: mayor control sobre los ingredientes, conservación de los nutrientes y adaptación a nuestras preferencias. Además, es una manera sencilla y práctica de fomentar una alimentación saludable para toda la familia.

Posibles efectos adversos

Si padeces **gastritis, colitis, colon irritable, estreñimiento o SIBO**, es fundamental tomar ciertas precauciones al preparar tus licuados o batidos. Estas recomendaciones te permitirán disfrutar de sus beneficios sin agravar tus síntomas:

- **Utiliza una licuadora en lugar de una batidora**: En casos de patologías digestivas, es preferible optar por una licuadora para preparar tus zumos. Esto ayuda a eliminar gran parte de la fibra de los ingredientes, ofreciendo un líquido más suave para el sistema digestivo.

- **Modera la cantidad de fibra**: Aunque la fibra aporta múltiples beneficios, un consumo excesivo puede causar gases, hinchazón abdominal o estreñimiento, especialmente en personas con problemas digestivos. Por eso, es crucial controlar la cantidad de fibra en tus licuados, evitando ingredientes como pulpa de frutas, semillas y cereales integrales.

- **Introduce los zumos de forma gradual**: Si no estás seguro/a de cómo reaccionará tu cuerpo a los licuados y batidos, comienza con pequeñas cantidades. Esto te permitirá evaluar su impacto en tu digestión y ajustar las recetas según tu necesidad.

- **Consúmelos preferiblemente con el estómago vacío**: Para favorecer la asimilación de nutrientes y optimizar la digestión, lo ideal es tomar los zumos con el estómago vacío. Esto reduce el riesgo de molestias digestivas y te permite aprovechar mejor sus beneficios.

- **Adapta las recetas según tus necesidades**: Cada organismo es único, y la forma en que reaccionamos a los alimentos puede variar. Por eso, escucha a tu cuerpo, ajusta tus combinaciones de ingredientes y elige aquellos que te sienten mejor.

El mejor momento para tomarlos

Existen varias formas de consumirlos, dependiendo de tus objetivos y rutina diaria. Aquí se presentan tres opciones recomendadas:

- **Por la mañana, en ayunas**: Comienza tu día seleccionando una receta de zumo o jugo y consúmelo antes de ingerir cualquier otro alimento. Tomarlo en ayunas favorece una mejor absorción de los nutrientes y contribuye a estimular el sistema digestivo, preparándolo para el resto del día.

- **Con el estómago vacío, antes de las comidas**: Tomar un zumo o jugo unos 30 minutos antes de las comidas principales es ideal para aprovechar al máximo sus beneficios. Consumirlo con el estómago vacío mejora la digestión y la absorción de los nutrientes, ayudando a optimizar tu bienestar.

- **Ayuno a base de zumos**: Realizar un ayuno de varios días exclusivamente con zumos y jugos puede ayudarte a alcanzar objetivos de salud específicos o depurar el organismo. Selecciona entre 2 y 3 recetas variadas para garantizar una alimentación equilibrada y nutritiva durante el proceso, cuidando siempre las necesidades de tu cuerpo.

Consejos de preparación

Preparar zumos frescos es una manera sencilla y saludable de aprovechar al máximo los nutrientes presentes en frutas y verduras. Si deseas optimizar el proceso y garantizar seguridad, aquí tienes algunas recomendaciones:

- **Prioriza los ingredientes biocultivados**: Siempre que sea posible, selecciona frutas y verduras de origen biológico. Esto asegura un consumo libre de pesticidas y sustancias químicas dañinas, promoviendo una dieta más saludable.

- **Lava bien los ingredientes**: Lava cuidadosamente frutas y hortalizas para eliminar restos de tierra, microorganismos y pesticidas. Además, retira las zonas dañadas o con moho para evitar cualquier tipo de contaminación en el zumo.

- **Corta en trozos pequeños**: Facilita el trabajo de la licuadora cortando los ingredientes en piezas pequeñas. Esto garantiza una textura más homogénea y acelera el proceso de preparación.

- **Adapta ingredientes con bajo contenido de agua**: Frutas y verduras con poca agua, como plátanos y aguacates, suelen necesitar una mezcla previa. Prepara primero el líquido con ingredientes más jugosos y luego agrega las frutas más sólidas utilizando una batidora.

- **Pela ciertas frutas**: Es importante pelar frutas cítricas como naranjas y pomelos, ya que su piel contiene compuestos tóxicos. Sin embargo, deja la parte blanca (albedo), que es rica en nutrientes. También, frutas tropicales como papaya y kiwi deben pelarse al ser cultivadas en regiones con regulaciones menos estrictas sobre sustancias químicas.

- **Retira las pepitas**: Las pepitas de manzana contienen trazas de cianuro y deben eliminarse antes de preparar el zumo. Por el contrario, las semillas de uvas, melón, lima y limón no representan ningún riesgo y pueden incluirse para aprovechar sus propiedades.

• **Aprovecha los tallos y hojas**: En general, las hojas y tallos de los alimentos pueden ser incorporados al zumo, aportando nutrientes extras. Sin embargo, es esencial retirar las hojas de zanahoria y ruibarbo, ya que contienen compuestos tóxicos perjudiciales para la salud.

• **Consume el zumo recién preparado**: Para preservar al máximo los nutrientes y evitar la oxidación, el zumo debe consumirse justo después de prepararlo. Así disfrutarás de todas sus propiedades intactas.

• **Retira hojas amargas de apio**: Las hojas de apio, cuando tienen un sabor amargo, pueden alterar el resultado final. Retíralas antes de incluir el tallo en el zumo para obtener un sabor más equilibrado y agradable.

Recomendaciones generales

Los licuados y batidos son una excelente alternativa saludable, pero para sacar el máximo provecho de ellos es fundamental tener en cuenta ciertos aspectos. A continuación, se comparten algunas recomendaciones clave:

• **Consumo moderado de frutas**: Las frutas son una fuente maravillosa de nutrientes, pero contienen fructosa, el azúcar natural presente en ellas. Consumirlas en exceso puede ser perjudicial para nuestra salud. Por eso, es importante mantener un equilibrio y moderar su consumo a lo largo del día. Además, se recomienda evitar su ingesta durante la noche, ya que el cuerpo podría metabolizarlas de manera menos eficiente.

• **Opta por frutas de temporada**: Las frutas de temporada suelen ser más nutritivas, tienen un sabor mucho más intenso y además son más económicas. Una opción perfecta para sacar el máximo beneficio.

• **Elige combinaciones adecuadas**: No todas las frutas se complementan bien entre sí. Antes de preparar tu licuado o batido, investiga cuáles son las combinaciones más compatibles para lograr un buen equilibrio de sabor y obtener los beneficios nutricionales deseados.

- **Cantidad moderada de ingredientes**: Los mejores licuados o batidos suelen ser los más simples. La sobrecarga de ingredientes o cantidades excesivas puede provocar gases o malestar digestivo. Sigue las recetas recomendadas y procura ser prudente con las cantidades.

- **Incluye hojas verdes o verduras**: Añadir hojas verdes como espinacas, col (kale) o incluso otras verduras como pepino es una excelente manera de reducir el índice glucémico de tu bebida y, al mismo tiempo, obtener un aporte extra de nutrientes esenciales para tu organismo.

- **Endulzantes naturales, pero con moderación**: Disfrutar el sabor natural de los ingredientes es ideal, pero si consideras necesario endulzar tu bebida, recurre a opciones naturales como la miel pura de abeja o la stevia 100% natural. Eso sí, emplea pequeñas cantidades para mantener los valores nutricionales en equilibrio.

- **Mastica incluso los líquidos**: Aunque los licuados son líquidos, tomarte un momento para "masticarlos" favorece la segregación de enzimas digestivas, ayudando a mejorar la absorción de nutrientes y evitando problemas como gases, inflamación o indigestión.

- **Conservación adecuada**: Los licuados y batidos son mejores recién preparados, pero si no puedes consumirlos de inmediato, guárdalos en un recipiente oscuro y hermético en el refrigerador. También puedes congelarlos en porciones individuales para consumirlos más adelante.

- **Hazlo divertido y personalizado**: Para hacer que los batidos sean más atractivos, especialmente para los niños, congélalos en moldes con formas divertidas. Así convertirás una bebida saludable en un momento entretenido y delicioso.

Al preparar y disfrutar de licuados o batidos, estas recomendaciones te ayudarán a sacarles el máximo provecho. Aunque las recetas incluidas en este libro han sido creadas para facilitar una correcta asimilación, no olvides que cada persona es única y algunas opciones podrían no ser ideales para todos. Experimenta con diferentes combinaciones y ajusta las recetas según tus necesidades, gustos y bienestar personal.

Recetas sugeridas

Te presento una selección de jugos y zumos especialmente diseñados para aliviar los síntomas de las hemorroides. Estas recetas, ricas en fibra, antioxidantes y nutrientes esenciales, no solo te ayudarán a mejorar tu bienestar intestinal, sino que también te permitirán disfrutar de sabores frescos y deliciosos mientras cuidas tu salud. ¡Pruébalas y siente la diferencia!

- **Jugo de piña, manzana, zanahoria y pepino**
  Ingredientes:
  - 1 taza de piña fresca
  - 1 manzana verde
  - 1 zanahoria grande
  - 1 pepino
  - 1 hoja de col rizada (opcional)
  - 1 cucharada de jengibre fresco rallado
  - Jugo de medio limón

  Instrucciones:
  1. Prepara todos los ingredientes y pásalos por un extractor de jugos o licuadora.
  2. Si usas una licuadora, cuela el jugo para eliminar residuos sólidos.
  3. Sirve el jugo de inmediato y bébelo para obtener los mejores beneficios.

  Beneficios:
  - La piña contiene enzimas que reducen la inflamación y promueven una digestión saludable.
  - La manzana verde es rica en fibra, lo que puede ayudar a prevenir el estreñimiento, un factor desencadenante común de las hemorroides.
  - La zanahoria y el pepino son alimentos hidratantes y ricos en fibra, lo que ayuda a mantener las heces suaves y facilitar la evacuación.
  - El jengibre tiene propiedades antiinflamatorias y ayuda a aliviar el malestar asociado con las hemorroides.
  - El limón proporciona vitamina C, que ayuda a mantener el sistema inmunológico saludable y a mejorar la salud de los vasos sanguíneos.

- **Jugo de remolacha, zanahoria y manzana**
  Ingredientes:
  - 1 remolacha mediana
  - 2 zanahorias grandes
  - 1 manzana verde

- Jugo de medio limón
- 1 cucharada de jengibre fresco rallado

Instrucciones:
1. Lava y prepara todos los ingredientes.
2. Pasa la remolacha, las zanahorias y la manzana verde por un extractor de jugos o licuadora.
3. Agrega el jugo de limón y el jengibre rallado al jugo.
4. Mezcla bien todos los ingredientes.
5. Sirve y bebe el jugo de inmediato.

Beneficios:
- La remolacha es rica en antioxidantes y ayuda a mejorar la circulación sanguínea, lo cual alivia los síntomas.
- Las zanahorias contienen fibra y vitamina A, que ayudan a regular el tránsito intestinal y promover una digestión saludable.
- La manzana verde también es rica en fibra y puede ayudar a prevenir el estreñimiento.
- El jengibre tiene propiedades antiinflamatorias y ayuda a reducir la inflamación y el malestar.
- El limón proporciona vitamina C y ayuda a fortalecer el sistema inmunológico.

- **Zumo de sandía, piña y pepino**
  Ingredientes:
  - 1 taza de sandía en trozos
  - 1 taza de piña fresca en trozos
  - 1 pepino
  - 1 cucharada de semillas de chía
  - Jugo de medio limón

  Instrucciones:
  1. Lava y prepara todos los ingredientes.
  2. Pasa la sandía, la piña y el pepino por un extractor de jugos o licuadora.
  3. Agrega el jugo de limón y las semillas de chía al jugo.
  4. Mezcla bien todos los ingredientes.
  5. Sirve y bebe el jugo de inmediato.

  Beneficios:
  - La sandía es rica en agua y ayuda a hidratar y suavizar las heces, lo que facilita la evacuación y alivia el malestar.
  - La piña contiene bromelina, una enzima que ayuda a reducir la inflamación y promover una digestión saludable.
  - El pepino es hidratante y rico en fibra, lo que puede ayuda a mantener las heces suaves y prevenir el estreñimiento.

- Las semillas de chía son una excelente fuente de fibra y ayudan a regular el tránsito intestinal.
- El limón aporta vitamina C y ayuda a fortalecer el sistema inmunológico.

- **Jugo de zanahoria, manzana y perejil**
  Ingredientes:
  - 2 zanahorias grandes
  - 1 manzana verde
  - Un puñado de hojas de perejil fresco
  - Jugo de medio limón

  Instrucciones:
  1. Lava y prepara todos los ingredientes.
  2. Pasa las zanahorias, la manzana verde y el perejil por un extractor de jugos o licuadora.
  3. Agrega el jugo de limón al jugo obtenido.
  4. Mezcla bien todos los ingredientes.
  5. Sirve y bebe el jugo de inmediato.

  Beneficios:
  - Zanahorias: Son ricas en fibra, lo que ayuda a promover una digestión saludable y prevenir el estreñimiento.
  - Manzana verde: Contiene fibra soluble, que puede ayudar a suavizar las heces y facilitar la evacuación, aliviando el malestar.
  - Perejil: Posee propiedades antiinflamatorias y antioxidantes, lo que puede ayudar a reducir la inflamación y el malestar causados por las hemorroides.
  - Jugo de limón: Aporta vitamina C, que fortalece el sistema inmunológico y puede ayudar a mejorar la salud de los vasos sanguíneos.

- **Jugo de zanahorias y espinacas**
  Ingredientes:
  - 2 zanahorias grandes
  - Un puñado de espinacas frescas
  - Jugo de medio limón

  Instrucciones:
  1. Lava y prepara todos los ingredientes.
  2. Pasa las zanahorias y las espinacas por un extractor de jugos o licuadora.
  3. Agrega el jugo de limón al jugo obtenido.
  4. Mezcla bien todos los ingredientes.
  5. Sirve y bebe el jugo de inmediato.

  Beneficios:

- Zanahorias: Son ricas en fibra, lo que ayuda a promover una digestión saludable y prevenir el estreñimiento, uno de los factores desencadenantes de las hemorroides.
- Espinacas: Contienen fibra y nutrientes como el magnesio, que ayudan a mantener el sistema digestivo saludable y prevenir el estreñimiento.
- Jugo de limón: Aporta vitamina C, que fortalece el sistema inmunológico y ayuda a mejorar la salud de los vasos sanguíneos.

- **Jugo de apio, manzana, zanahoria y espinacas**
  Ingredientes:
  - 2 tallos de apio
  - 1 manzana verde
  - 1 zanahoria grande
  - Un puñado de espinacas frescas
  - Jugo de medio limón

  Instrucciones:
  1. Lava y prepara todos los ingredientes.
  2. Pasa el apio, la manzana verde, la zanahoria y las espinacas por un extractor de jugos o licuadora.
  3. Agrega el jugo de limón al jugo obtenido.
  4. Mezcla bien todos los ingredientes.
  5. Sirve y bebe el jugo de inmediato.

  Beneficios:
  - Apio: Contiene fibra y agua, lo que ayuda a suavizar las heces y facilitar la evacuación, aliviando el malestar.
  - Manzana verde: Contiene fibra soluble, que ayuda a suavizar las heces y promover una digestión saludable.
  - Zanahoria: Ayuda a promover una digestión saludable y prevenir el estreñimiento.
  - Espinacas: Contienen fibra y nutrientes como el magnesio, que ayudan a mantener el sistema digestivo saludable y prevenir el estreñimiento.
  - Jugo de limón: Aporta vitamina C, que fortalece el sistema inmunológico y ayuda a mejorar la salud de los vasos sanguíneos.

- **Zumo de cerezas, manzana y zanahoria**
  Ingredientes:
  - 1 taza de cerezas frescas (sin hueso)
  - 1 manzana verde
  - 1 zanahoria grande
  - 1/2 taza de agua

Instrucciones:
1. Lava y deshuesa las cerezas.
2. Lava y prepara la manzana verde y la zanahoria.
3. Pasa las cerezas, la manzana verde y la zanahoria por un extractor de jugos o licuadora.
4. Agrega el agua al jugo obtenido y mezcla bien.
5. Sirve y bebe el jugo de inmediato.

Beneficios:
- Cerezas: Son ricas en antioxidantes y compuestos antiinflamatorios, lo que ayuda a reducir la inflamación y el malestar.
- Manzana verde: Contiene fibra soluble, que ayuda a suavizar las heces y promover una digestión saludable.
- Zanahoria: Es rica en fibra, lo que ayuda a promover una digestión saludable y prevenir el estreñimiento.
- Agua: Mantenerse hidratado es importante para evitar el estreñimiento y mantener las heces suaves.

- **Zumo de cerezas**
  Ingredientes:
  - 1 taza de cerezas frescas o congeladas
  - 1 taza de agua
  - 1 cucharada de jugo de limón
  - 1 cucharada de miel (opcional)

  Instrucciones:
  1. Lava las cerezas y retira los tallos.
  2. Coloca las cerezas en una licuadora junto con el agua, el jugo de limón y la miel (si deseas añadir un poco de dulzor).
  3. Licúa todos los ingredientes hasta obtener una mezcla suave y homogénea.
  4. Si prefieres una consistencia más líquida, puedes agregar un poco más de agua y mezclar nuevamente.

  Beneficios:
  - Las cerezas son ricas en antioxidantes y compuestos antiinflamatorios que ayudan a reducir la inflamación y el malestar.
  - La vitamina C presente en las cerezas fortalece los vasos sanguíneos y promueve una mejor circulación.
  - La fibra natural en las cerezas ayuda a regular el tránsito intestinal y prevenir el estreñimiento.

- **Zumo de manzana, pera y jengibre**
  Ingredientes:
  - 1 manzana

- 1 pera
- 1 trozo pequeño de jengibre fresco
- 1 taza de agua

Instrucciones:
1. Lava la manzana y la pera, y córtalas en trozos pequeños, asegurándote de quitar las semillas y el corazón de la manzana.
2. Pela el jengibre y córtalo en trozos pequeños.
3. Coloca la manzana, la pera y el jengibre en una licuadora junto con el agua.
4. Licúa todos los ingredientes hasta obtener una mezcla suave y homogénea.

Beneficios:
- La manzana y la pera son frutas ricas en fibra, lo cual ayuda a mejorar la regularidad intestinal y prevenir el estreñimiento.
- El jengibre tiene propiedades antiinflamatorias y ayuda a reducir la inflamación y el malestar.
- La combinación de manzana, pera y jengibre promueve una digestión saludable y alivia los síntomas gastrointestinales, lo cual es beneficioso para las personas con hemorroides.

- **Zumo de zanahorias, manzana, jengibre y perejil**
  Ingredientes:
  - 2 zanahorias
  - 1 manzana
  - 1 trozo pequeño de jengibre fresco
  - Un puñado de perejil fresco
  - 1 taza de agua

Instrucciones:
1. Lava las zanahorias, la manzana y el perejil.
2. Pela las zanahorias y córtalas en trozos.
3. Corta la manzana en trozos, asegurándote de quitar las semillas y el corazón.
4. Pela el jengibre y córtalo en trozos pequeños.
5. Coloca las zanahorias, la manzana, el jengibre y el perejil en una licuadora junto con el agua.
6. Licúa todos los ingredientes hasta obtener una mezcla suave y homogénea.

Beneficios:
- Las zanahorias ayudan a regular el tránsito intestinal, reduciendo así el riesgo de estreñimiento.
- La manzana ayuda a mejorar la regularidad intestinal.
- El jengibre tiene propiedades antiinflamatorias y ayuda a reducir la inflamación y el malestar.

- El perejil ayuda a fortalecer los vasos sanguíneos y mejora la circulación sanguínea.

- **Jugo de zanahoria, apio, espinacas y perejil**
  Ingredientes:
  - 2 zanahorias
  - 2 tallos de apio
  - Un puñado de espinacas frescas
  - Un puñado de perejil fresco
  - 1 taza de agua

  Instrucciones:
  1. Lava las zanahorias, el apio, las espinacas y el perejil.
  2. Pela las zanahorias y corta los extremos del apio.
  3. Corta las zanahorias, el apio y el perejil en trozos pequeños.
  4. Coloca las zanahorias, el apio, las espinacas y el perejil en una licuadora junto con el agua.
  5. Licúa todos los ingredientes hasta obtener una mezcla suave y homogénea.

  Beneficios:
  - Las zanahorias ayudan a regular el tránsito intestinal.
  - El apio también es una fuente de fibra y contribuye a una digestión saludable.
  - Las espinacas son altas en fibra y contienen compuestos antioxidantes que ayudan a reducir la inflamación y el malestar.
  - El perejil es rico en nutrientes, como la vitamina C y los antioxidantes, y tiene propiedades antiinflamatorias.

- **Jugo de patata, zanahorias, manzana y perejil**
  Ingredientes:
  - 1 patata mediana
  - 2 zanahorias
  - 1 manzana
  - Un puñado de perejil fresco
  - 1 taza de agua

  Instrucciones:
  1. Lava la patata, las zanahorias, la manzana y el perejil.
  2. Pela la patata, las zanahorias y la manzana.
  3. Corta la patata, las zanahorias y la manzana en trozos pequeños.
  4. Coloca la patata, las zanahorias, la manzana y el perejil en una licuadora junto con el agua.
  5. Licúa todos los ingredientes hasta obtener una mezcla suave y homogénea.

Beneficios:
- La patata contiene almidón resistente, un tipo de fibra que ayuda a mejorar la regularidad intestinal y prevenir el estreñimiento.
- Las zanahorias son ricas en fibra y contribuyen a una digestión saludable.
- La manzana ayuda a suavizar las heces y reducir la tensión durante la evacuación intestinal.
- El perejil es una fuente de nutrientes y antioxidantes, y tiene propiedades antiinflamatorias.

- **Zumo de melón**
  Ingredientes:
  - 1 taza de melón cortado en trozos pequeños

  Instrucciones:
  1. Lava y corta el melón en trozos pequeños.
  2. Coloca los trozos de melón en una licuadora.
  3. Licúa hasta obtener una mezcla suave y homogénea.

  Beneficios:
  - El melón es una fruta rica en agua y fibra, lo cual ayuda a prevenir el estreñimiento, que agrava las hemorroides.
  - La alta cantidad de agua en el melón ayuda a mantener las heces blandas y facilitar su paso durante la evacuación.
  - Además, el melón es rico en antioxidantes y vitaminas, lo cual ayuda a fortalecer los vasos sanguíneos y promueve una mejor circulación, lo cual es beneficioso para las personas con hemorroides.

- **Zumo de piña, manzana y jengibre**
  Ingredientes:
  - 1 taza de piña fresca cortada en trozos
  - 1 manzana verde
  - 1 trozo pequeño de jengibre fresco
  - 1 taza de agua

  Instrucciones:
  1. Lava la piña, la manzana y el jengibre.
  2. Corta la piña en trozos.
  3. Corta la manzana en trozos, asegurándote de quitar las semillas y el corazón.
  4. Pela el jengibre y córtalo en trozos pequeños.
  5. Coloca la piña, la manzana y el jengibre en una licuadora junto con el agua.
  6. Licúa todos los ingredientes hasta obtener una mezcla suave y homogénea.

Beneficios:
- La piña es una fruta rica en bromelina, una enzima que tiene propiedades antiinflamatorias y ayuda a reducir la inflamación.
- La manzana ayuda a mejorar la regularidad intestinal.
- El jengibre tiene propiedades antiinflamatorias y ayuda a aliviar la inflamación y el dolor en las hemorroides.

- **Jugo de nabo dulce, peras y manzanas**
  Ingredientes:
    - 1 nabo dulce
    - 2 peras maduras
    - 2 manzanas verdes

  Instrucciones:
  1. Lava bien todos los ingredientes.
  2. Pela el nabo dulce y córtalo en trozos pequeños.
  3. Corta las peras y las manzanas en trozos, sin quitarles la piel.
  4. Coloca todos los ingredientes en una licuadora.
  5. Licúa hasta obtener una mezcla suave y homogénea.
  6. Si lo deseas, puedes colar el jugo para eliminar cualquier residuo sólido.

  Beneficios:
  - El nabo dulce es conocido por su contenido de fibra, que ayuda a mejorar el tránsito intestinal y reduce el esfuerzo durante la defecación.
  - Las peras y las manzanas son frutas ricas en fibra, agua y antioxidantes, que ayudan a mantener el sistema digestivo saludable y regular.

- **Jugo de zanahorias, perejil, apio y ajo**
  Ingredientes:
    - 4 zanahorias
    - Un puñado de perejil fresco
    - 2 tallos de apio
    - 2 dientes de ajo

  Instrucciones:
  1. Lava bien todos los ingredientes.
  2. Pela las zanahorias y córtalas en trozos.
  3. Corta el perejil, el apio y el ajo en trozos más pequeños.
  4. Coloca todos los ingredientes en una licuadora.
  5. Licúa hasta obtener una mezcla suave y homogénea.
  6. Si lo deseas, puedes colar el jugo para eliminar cualquier residuo sólido.

  Beneficios:

- Las zanahorias ayudan a mejorar la digestión y promueven la salud intestinal.
- El perejil es conocido por sus propiedades antiinflamatorias y ayuda a reducir la inflamación.
- El apio ayuda a facilitar las evacuaciones.
- El ajo tiene propiedades antiinflamatorias y ayuda a mejorar la circulación sanguínea, lo cual es beneficioso para las hemorroides.

- **Zumo de cerezas, lima y uvas**
  Ingredientes:
  - 1 taza de cerezas (sin hueso)
  - El jugo de 1 lima
  - 1 taza de uvas (preferiblemente sin semillas)

  Instrucciones:
  1. Lava bien todos los ingredientes.
  2. Retira los huesos de las cerezas si es necesario.
  3. Exprime el jugo de una lima.
  4. Coloca las cerezas, el jugo de lima y las uvas en una licuadora.
  5. Licúa hasta obtener una mezcla suave y homogénea.
  6. Si lo deseas, puedes colar el jugo para eliminar cualquier residuo sólido.

  Beneficios:
  - Las cerezas son conocidas por su contenido de antioxidantes y compuestos antiinflamatorios, que ayudan a reducir la inflamación.
  - La lima es rica en vitamina C, que fortalece los vasos sanguíneos y mejora la circulación, lo cual es beneficioso para las hemorroides.
  - Las uvas contienen fibra y antioxidantes, que ayudan a mantener el sistema digestivo saludable y promueven la regularidad intestinal.

PLANTAS MEDICINALES

"Invertir en la salud producirá enormes beneficios"
(Gro Harlem Brundtland)

Desde tiempos inmemoriales, la humanidad ha recurrido a la naturaleza para encontrar respuestas a sus necesidades. Las plantas medicinales, fieles aliadas en este viaje, han transmitido generosamente su sabiduría para aliviar dolencias y fortalecer nuestra salud. Este conocimiento milenario, cuidadosamente preservado a lo largo del tiempo, encuentra hoy un lugar renovado en el mundo moderno como una opción sana y sostenible frente a los desafíos actuales.

En una sociedad cada vez más consciente de los efectos adversos de algunos tratamientos farmacológicos y del impacto ambiental de diversas prácticas, las plantas medicinales resurgen con renovado protagonismo. Para quienes buscan un estilo de vida equilibrado, respetuoso y alineado con la naturaleza, estos tesoros verdes ofrecen herramientas valiosas. Este renacimiento refleja no solo una expansión del interés por lo ecológico, sino también una evolución hacia el cuidado integral del cuerpo y del planeta.

Lo que hace extraordinarias a estas maravillas naturales es la complejidad de sus compuestos, capaces de brindar propiedades antioxidantes, antiinflamatorias, antibacterianas y antivirales, entre otras. Su potencial abarca desde el alivio de problemas cotidianos, como el insomnio o la digestión lenta, hasta el apoyo en condiciones como el estrés crónico o las afecciones vinculadas al envejecimiento, entre otras muchas.

Más allá de tratar dolencias puntuales, estas especies son también una fuente muy valiosa de micronutrientes esenciales: vitaminas, minerales, fibra y antioxidantes que fortalecen el sistema inmunológico y promueven la salud a largo plazo. Incorporarlas en la dieta o en rituales de cuidado personal es una solución sencilla, sostenible y eficaz tanto para la prevención como para el fortalecimiento del bienestar integral.

El reino vegetal nos regala una sorprendente diversidad:

innumerables especies adaptadas a necesidades específicas. Desde una taza de infusión hasta bálsamos, tinturas o aceites esenciales, sus usos son tan amplios como su versatilidad, integrándose fácilmente en cualquier estilo de vida.

Más que remedios, las plantas medicinales nos invitan a reconectar con la naturaleza. Utilizar sus bondades implica respetar los ritmos naturales del entorno y valorar nuestra relación con los recursos que nos ofrece la tierra. Cada hierba o extracto parece un recordatorio palpable de nuestra conexión con el mundo vivo, ayudándonos a retomar ese equilibrio que va más allá de lo físico, alcanzando incluso lo espiritual.

Además de sus múltiples beneficios para la salud, las plantas medicinales destacan por su fácil acceso y su versatilidad. Muchas de ellas crecen de forma abundante en entornos naturales o pueden cultivarse en jardines y huertos domésticos, lo que las convierte en una alternativa asequible y sostenible. En un contexto global marcado por desigualdades económicas, estas aliadas del bienestar representan una opción inclusiva para complementar o, en algunos casos, reemplazar tratamientos costosos.

A lo largo de los siglos, el conocimiento sobre estas plantas ha sido preservado con esmero, transmitido oralmente y a través de escritos. Esta herencia, nacida del respeto por la naturaleza, encuentra hoy respaldo en la ciencia moderna, cuyos estudios avalan los efectos de los compuestos herbales sobre el organismo y arrojan luz sobre su mecanismo de acción. Es una unión potente entre tradición y tecnología, que amplía las posibilidades terapéuticas de estas maravillas.

No obstante, este vasto potencial exige un enfoque responsable. Cada organismo humano es único y, aunque las plantas poseen propiedades terapéuticas probadas, no están exentas de riesgos. Su interacción con fármacos convencionales o su uso incorrecto podría generar efectos adversos. Por ello, resulta fundamental apoyarse en información clara y confiable para garantizar un empleo seguro y efectivo.

Un aspecto especialmente intrigante es la forma en que los componentes dentro de una planta trabajan en conjunto. Los extractos integrales, gracias a esta interacción compleja, suelen generar efectos más equilibrados y completos que los compuestos aislados. Las moléculas presentes interactúan de manera complementaria, maximizando sus beneficios mientras mitigan posibles efectos secundarios. Por otro lado, aislar los principios activos puede proporcionar soluciones más concentradas, pero también podría aumentar el riesgo de efectos adversos en el organismo.

El equilibrio natural de las plantas representa uno de los más grandes tesoros que nos ofrece la biodiversidad. Mientras los extractos integrales destacan por su suavidad y armonía al trabajar en conjunto con los procesos naturales del cuerpo, los compuestos aislados y sintetizados buscan mayor potencia, a menudo a costa de su estabilidad. Las moléculas presentes en las plantas colaboran de forma complementaria, maximizando beneficios y reduciendo posibles efectos secundarios, lo que hace de los remedios naturales una opción íntimamente alineada con nuestras necesidades.

En definitiva, las plantas medicinales son mucho más que herramientas terapéuticas: son un puente entre la sabiduría ancestral y la innovación científica. Nos recuerdan que la salud del cuerpo y del planeta están profundamente conectadas. Al proteger esta herencia, promovemos no solo nuestro bienestar, sino también el de generaciones futuras, renovando el equilibrio entre ser humano y naturaleza.

Información importante

Aunque las plantas tienen un origen natural, no deben considerarse completamente inofensivas. Sus principios activos pueden ocasionar efectos adversos o provocar alergias en ciertas personas.

Consumir una infusión ocasional rara vez genera problemas. No obstante, el uso excesivo, prolongado o en grandes cantidades puede derivar en molestias, reacciones alérgicas o incluso intoxicaciones.

La tolerancia a los remedios naturales varía según cada persona. Si estás embarazada, en período de lactancia o padeces alguna condición como enfermedades crónicas, alergias, insuficiencia renal o hepática, cáncer, o sigues un tratamiento médico, es fundamental que consultes la sección "**Conoce todo lo necesario sobre las plantas**" antes de utilizarlas. Allí encontrarás información clave sobre riesgos, contraindicaciones e interacciones para decidir de forma responsable.

Pautas para el uso de los remedios herbales

Para obtener resultados óptimos, es recomendable continuar con los remedios hasta la total desaparición de los síntomas. La duración del tratamiento dependerá de factores como la gravedad de la afección, su evolución, tu motivación y otros elementos importantes.

Es crucial tener presente que algunas plantas o remedios de fitoterapia no están diseñados para un uso continuo o prolongado. En estos casos, siempre encontrarás instrucciones claras al respecto.

Además de seguir las pautas de los remedios que verás a continuación, es igualmente importante abordar las causas subyacentes de tus síntomas. Para entender mejor el origen de tu problema de salud, te invito a consultar el capítulo inicial de este libro, en la sección "Causas", donde encontrarás información clave para tratar la raíz de la patología.

Por último, recuerda que la paciencia es esencial. Una dolencia que ha estado presente durante meses o años no puede resolverse en cuestión de días. Persevera y cuida tu bienestar de manera constante.

Medidas

Para garantizar resultados efectivos al preparar infusiones, decocciones y otras recetas a base de plantas, es fundamental respetar las siguientes medidas de dosificación:

- Una cucharada corresponde a una cucharada sopera rasa.
- Una cucharadita equivale a una cucharadita de postre rasa.

Plantas eficaces para uso externo

El empleo de plantas medicinales de forma tópica puede ser de gran ayuda para aliviar los síntomas de las hemorroides. Dependiendo del nivel de malestar que sientas, es ideal combinarlas con remedios internos para obtener un alivio más rápido y completo. A continuación, te presento las principales plantas y cómo usarlas:

- **Aloe vera**: El aloe vera es una planta muy conocida por sus propiedades calmantes, antiinflamatorias y cicatrizantes, ideal para tratar las molestias asociadas a las hemorroides. En el caso de las hemorroides externas, es recomendable lavar cuidadosamente la zona afectada y aplicar la pulpa fresca directamente sobre la piel varias veces al día, preferiblemente después de evacuar. Su acción refrescante proporciona un alivio inmediato al picor, el ardor y la inflamación.

En las hemorroides internas, el gel del aloe vera también es muy efectivo. Para utilizarlo, se debe extraer el gel puro de la planta, colocarlo dentro de una pajita limpia y congelarlo. Una vez congelado, corta un pequeño trozo y úsalo como un supositorio, introduciéndolo cuidadosamente en el ano. Este método, aplicado una o dos veces al día, ayuda a reducir la inflamación y el dolor, favoreciendo una recuperación más rápida.

Además del aloe vera, existen diversas plantas medicinales que resultan altamente efectivas para aliviar los síntomas de las hemorroides cuando se utilizan de manera tópica. La preparación de estas plantas es sencilla: elabora una infusión concentrada con la planta que elijas, déjala enfriar y, posteriormente, humedece una gasa en esta infusión. Aplica la gasa sobre la zona limpia durante varios minutos para obtener un efecto calmante y reparador.

Asimismo, estas plantas también son ideales para la preparación de baños de asiento, los cuales pueden ser utilizados para tratar tanto las hemorroides externas como internas. A continuación, se detallan las principales plantas recomendadas y sus propiedades:

• **Manzanilla**: Conocida por sus propiedades antiinflamatorias y calmantes, la manzanilla ayuda a aliviar el picor, el ardor y la inflamación. Es ideal para pieles sensibles y se puede usar de forma frecuente sin riesgo de irritaciones.

• **Hamamelis**: Este potente astringente natural reduce la hinchazón, calma el dolor y favorece la cicatrización. Su efecto refrescante lo convierte en una excelente opción para las hemorroides externas.

• **Castaño de Indias**: El castaño de Indias mejora la circulación sanguínea y fortalece las paredes de los vasos sanguíneos, reduciendo la inflamación y el dolor. Se utiliza particularmente como apoyo para hemorroides relacionadas con problemas circulatorios.

• **Cola de caballo**: Gracias a su acción cicatrizante y vasoconstrictora, la cola de caballo es muy útil para detener el sangrado leve y acelerar la recuperación de la zona afectada.

Cada una de estas plantas puede usarse de manera individual o combinada para potenciar sus efectos. Los baños de asiento, además de ser una forma cómoda de aplicar estas propiedades terapéuticas, permiten relajar los tejidos y mejorar el flujo sanguíneo en la zona, proporcionando un alivio significativo y duradero.

- **Cómo tomar baños de asiento**:

Para realizar un baño de asiento, comienza preparando una infusión concentrada utilizando alguna de las plantas recomendadas. Una vez lista, deja que la infusión se enfríe para que no esté caliente al contacto con la piel.

Agrega esta infusión a unos pocos centímetros de agua tibia en la bañera, un recipiente amplio o un bidé. Siéntate cómodamente sumergiendo la zona afectada y flexiona las rodillas cerca del pecho. Esta posición favorece una mejor circulación sanguínea en el área, lo que ayuda a reducir la inflamación, aliviar el picor y acelerar la curación de las hemorroides, tanto externas como internas.

Se recomienda realizar los baños de asiento durante 15 a 20 minutos, de 2 a 3 veces al día, especialmente después de evacuar o cuando sientas molestias significativas. Este sencillo tratamiento proporcionará un alivio rápido y natural, promoviendo la regeneración de los tejidos afectados.

Plantas eficaces para uso interno

Las plantas medicinales más efectivas para tratar las hemorroides, presentadas en orden alfabético, son las siguientes: **aloe vera, castaño de Indias, ginkgo biloba, hamamelis, manzanilla, rusco y vid roja**. A continuación, encontrarás una descripción detallada de cada planta, junto con las distintas formas de consumo y las dosis recomendadas. Se incluye el nombre científico entre paréntesis, ya que muchas de estas plantas pueden ser conocidas por distintos nombres comunes en diferentes regiones del mundo.

Importante: Lo más recomendable es consumir las infusiones o decocciones al natural, sin ningún tipo de endulzante para preservar sus propiedades. Si prefieres endulzarlas, opta exclusivamente por stevia 100% natural.

Por otra parte, para obtener los mejores resultados, elige una planta y consúmela de forma continuada durante el tiempo que se indique, o al menos por un período mínimo de 3 semanas. Si no notas mejoría tras este tiempo, puedes cambiar a otra planta para observar cuál se adapta mejor a tus necesidades. Esta rotación permite beneficiarte de las propiedades específicas de cada una, ajustándose a la respuesta de tu organismo.

Aloe vera (Aloe barbadensis)

El consumo interno de gel de aloe vera tiene propiedades antiinflamatorias y cicatrizantes que ayudan a reducir la inflamación y promueve la curación de las hemorroides.

Gel de aloe vera con miel. Ingredientes: 2 cucharadas de gel de aloe vera y 1 cucharada de miel. Preparación: Extrae el gel de una hoja de aloe vera madura. Mezcla el gel de aloe vera con la miel en un recipiente. Revuelve bien hasta obtener una mezcla homogénea.

Dosis: Toma una cucharada de esta mezcla después de las comidas principales.

Castaño de Indias (Aesculus hippocastanum)

Esta planta se ha usado tradicionalmente para tratar problemas circulatorios, incluyendo las hemorroides. Mejora la circulación sanguínea y fortalece los vasos sanguíneos.

Decocción. Ingredientes: 30 gramos (2 cucharadas) de corteza seca de castaño de Indias y 1 litro de agua. Preparación: calienta el agua y, cuando comience a hervir, agrega el castaño de Indias. Deja que hierva durante 10 minutos. Retira del fuego y espera a que se enfríe. Si es posible, consúmela sin edulcorantes o endulza con stevia pura o miel de abeja.

Dosis: Tómala en 2 ó 3 dosis al día, después de las comidas.

Tiempo de uso: Consume esta decocción durante un máximo de 4 semanas, y luego descansa durante 3. En este período de descanso, puedes probar con otra de las plantas recomendadas en este libro.

Ginkgo biloba (Ginkgo biloba L.)

Esta planta se ha utilizado en la medicina tradicional para mejorar la circulación sanguínea y fortalecer los vasos sanguíneos.

Infusión: Ingredientes: 50 gramos de hojas secas en 500 ml de agua. Hierve el agua, agrega el ginkgo y déjalo reposar 8 minutos. Endulza con miel o stevia.

Dosis: Toma 3 tazas al día, entre las comidas.

Tiempo de uso: Consume esta infusión durante un máximo de 8 semanas y luego descansa durante 4.

Hamamelis (Hamamelis virginiana)

Esta planta tiene propiedades antiinflamatorias y astringentes que ayudan a reducir la inflamación de las hemorroides.

Infusión: Ingredientes: 1 cucharadita de hamamelis seco por taza de agua. Pon el agua a calentar. Cuando hierva, apaga el fuego y agrega el hamamelis. Tapa y deja reposar durante 10 a 15 minutos. Tómalo sin endulzar o con stevia. Consume 2 tazas al día, entre comidas.

Tiempo de uso: Consúmela durante un máximo de 8 semanas y luego descansa durante 4.

Jengibre (Zingiber officinale)

El jengibre es beneficioso para las hemorroides debido a sus propiedades antiinflamatorias capacidad para mejorar la circulación, acción analgésica y efecto digestivo.

Infusión: Ingredientes: raíz de jengibre fresca de unos 2-3 centímetros y 1 taza de agua. Primero, pela y corta en rodajas finas la raíz de jengibre. Luego, hierve el agua en una cacerola y añade las rodajas. Deja que hierva durante unos 5 a 10 minutos a fuego medio-bajo. Después, retira la cacerola del fuego y deja reposar la infusión para eliminar los trozos de jengibre. Puedes agregar miel o limón.

Manzanilla (Chamaemelum nobile)

Tiene propiedades antiinflamatorias y calmantes. Ayuda a

aliviar el dolor y la inflamación.

Infusión: Ingredientes: 1 cucharadita de flores secas de manzanilla y opcionalmente miel. Hierve una taza de agua en una olla y luego reduce el fuego. Agrega la manzanilla y deja hervir a fuego lento durante 1 minuto. Retira del fuego y deja reposar durante 2 minutos más. Vierte la infusión en una taza y tómala sola o añade un poco de miel.

Rusco (Ruscus aculeatus)

El rusco tiene propiedades venotónicas y antiinflamatorias. Ayuda a fortalecer los vasos sanguíneos y reduce la inflamación.

Decocción (con la raíz): Ingredientes: 35 gramos de raíz por litro de agua. Pon la raíz en el agua y deja hervir durante 10 minutos. Tómalo tibio y sin endulzar o con stevia.

Dosis: Consume 3 tazas al día, entre comidas.

Tiempo de uso: Consúmela durante un máximo de 8 semanas y luego descansa durante 4.

Vid roja (Vitis vinifera)

La vid roja es conocida por sus propiedades venotónicas, lo que significa que fortalece los vasos sanguíneos y mejora la circulación. Su consumo ayuda a reducir la inflamación y el malestar asociado con las hemorroides.

Decocción: Ingredientes: 3 cucharadas de hojas secas desmenuzadas por litro de agua. Preparación: pon las hojas en el agua y caliéntalo. Déjalo hervir durante 15 minutos. Toma 2 ó 3 vasos al día, entre comidas.

Decocción nº 2 (para crisis agudas de hemorroides): Ingredientes: 1 cucharadita de hojas secas por taza de agua. Preparación: coloca las hojas en el agua y déjalo hervir durante 10 minutos. Retíralo del fuego y déjalo reposar durante 10 minutos más.

Dosis: Toma 1 cucharada cada 15 minutos. Esta receta ayuda a desinflamar las hemorroides.

Tiempo de uso: Consume esta decocción durante un máximo de 8 semanas y luego descansa durante 4.

Recetas de fitoterapia

Aunque las plantas mencionadas anteriormente son eficaces cuando se utilizan de manera individual, sus propiedades pueden amplificarse cuando se combinan adecuadamente. A continuación, se presentan algunas combinaciones especialmente efectivas:

- **Receta de fitoterapia nº 1**
Ingredientes: hamamelis, ginkgo biloba, castaño de Indias y rusco. Emplea las cuatro plantas en partes iguales.

Preparación: utiliza 2 cucharaditas de esta mezcla de hierbas secas por cada 500 ml de agua. Pon el agua al fuego con las plantas. Déjalo hervir durante 3 minutos. Retira del fuego y déjalo reposar durante 15 minutos más. Ve tomando esta infusión durante el día.

- **Receta de fitoterapia nº 2**
Ingredientes: 1 cucharadita de hojas de hamamelis, 1 cucharadita de hojas de cola de caballo y 1 cucharadita de manzanilla.

Preparación: Hierve una taza de agua. Agrega las hojas de hamamelis, la cola de caballo y la manzanilla al agua caliente. Deja que la infusión repose durante 10-15 minutos. Cuela la infusión. Puedes endulzar con miel si lo deseas.

Pasos simples para preparar una tintura

Las tinturas, también conocidas como extractos botánicos concentrados, son una forma eficaz y potente para aprovechar los beneficios terapéuticos de las plantas medicinales. Mediante un cuidadoso proceso de extracción, se obtienen los compuestos esenciales, como fitoquímicos y principios activos, que concentran valiosas propiedades curativas.

Estas soluciones líquidas han sido empleadas durante siglos en la medicina tradicional por su comprobada eficacia y gran versatilidad. En años recientes, han retomado su relevancia gracias al interés creciente en los remedios naturales y las prácticas herbales.

El método para preparar estos extractos puede variar, aunque generalmente consiste en sumergir partes vegetales –raíces, hojas, flores o cortezas– en un solvente como alcohol, glicerina o agua. Durante el reposo, los elementos activos de la planta se transfieren al líquido, convirtiéndolo en un concentrado medicinal que conserva sus propiedades esenciales.

Una de las principales ventajas de estas preparaciones es su practicidad. Pueden administrarse oralmente añadiendo unas gotas a agua o jugo, lo que facilita su rápida absorción. Además, su elevada concentración permite ajustar la dosis de manera precisa según las necesidades de cada persona.

Preparación de una tintura de rusco

Ingredientes:
- 40 gramos de raíz de rusco.
- 200 ml de vodka o brandy (en su lugar se puede utilizar vinagre de manzana o glicerina vegetal para aquellos que no pueden consumir alcohol)
- Un frasco de vidrio de aproximadamente 200 ml con tapa hermética
- Un frasco con gotero de color marrón oscuro para protegerlo de la luz

Preparación:
1. Pela el rusco y córtalo en rodajas o rállalo. Colócalo en el frasco de vidrio hermético, llenando aproximadamente la mitad del frasco.
2. Añade el vodka, brandy o vinagre al frasco, llenándolo por completo. Agita bien para asegurar una buena mezcla.
3. Guarda el frasco en un lugar oscuro y cálido, lejos de fuentes de calor. Deja que la mezcla macere durante al menos 3 semanas, aunque también se puede dejar macerando durante varios meses. Asegúrate de agitar el frasco una vez a la semana y volver a guardarlo.
4. Después del tiempo de maceración, filtra la tintura utilizando una gasa de algodón esterilizada en un recipiente de cristal.
5. Transfiere la tintura filtrada al frasco de vidrio marrón con gotero y ciérralo bien. Es recomendable etiquetar el frasco con la fecha de embotellado.

Dosificación:
La dosis recomendada para adultos es de 30 gotas, 3 veces al día, durante un máximo de 4 semanas consecutivas. Después de este período, se recomienda hacer un descanso de 1 mes antes de continuar con el tratamiento (4 semanas de tratamiento y 1 mes de descanso).

Conservación:
Guarda la tintura en un lugar fresco y oscuro, y verifica siempre la fecha de caducidad (1 año).

Conoce todo lo necesario sobre las plantas

En esta sección, profundizaremos en las especies botánicas más recomendadas para el tratamiento de la patología que nos ocupa. Encontrarás información clave sobre sus posibles efectos adversos, contraindicaciones e interacciones, así como detalles completos sobre cada planta. Desde su descripción y hábitat hasta las partes utilizadas, componentes químicos, historia y propiedades terapéuticas, este capítulo está diseñado para llevarte en un fascinante viaje de descubrimiento.

Mi objetivo es ofrecerte una visión integral de estas plantas, ayudándote a comprender su contexto y valorar sus múltiples beneficios. Exploraremos su origen histórico y su relevancia en la medicina tradicional, destacando su papel en el cuidado natural.

Quiero que te conviertas en una persona experta en estas especies, capaz de tomar decisiones informadas en la búsqueda de tu bienestar. ¡Prepárate para ampliar tus conocimientos y descubrir el extraordinario poder curativo de la naturaleza!

Aloe vera (Aloe barbadensis)

Descripción:
El Aloe vera, también conocido como sábila, es una planta suculenta perenne que pertenece a la familia de las liliáceas. Sus hojas son carnosas y lanceoladas, creciendo en forma de roseta.

Hábitat y cultivo:
El Aloe vera prospera en climas cálidos y secos, preferiblemente con temperaturas entre los 20 y 30 grados Celsius. Requiere suelos bien drenados y no tolera el exceso de humedad. Se reproduce a través de hijuelos o esquejes de las hojas y puede cultivarse en macetas o jardines.

Partes utilizadas:
Las principales partes utilizadas del Aloe vera son las hojas. Estas contienen un gel transparente en su interior, que se obtiene al cortar y abrir las hojas frescas. También se utilizan

ocasionalmente las hojas secas y la savia amarilla debajo de la piel de la hoja.

Componentes:
El gel de Aloe contiene polisacáridos, vitaminas (como C y E), minerales (como magnesio, calcio y zinc), enzimas, aminoácidos y antioxidantes, que contribuyen a sus propiedades terapéuticas.

Historia y tradición:
El Aloe vera tiene una larga historia de uso. Era conocido en el antiguo Egipto como "la planta de la inmortalidad" y ha sido utilizado en la medicina tradicional china y ayurvédica. Su reputación como planta medicinal se ha extendido por todo el mundo a lo largo de los siglos.

Propiedades terapéuticas:
El Aloe vera se utiliza para tratar quemaduras, heridas, picaduras de insectos y afecciones cutáneas como la psoriasis y el acné. También se ha utilizado para aliviar la irritación y la inflamación de la piel. El consumo de jugo de Aloe vera se asocia con beneficios para la salud digestiva, aliviando el estreñimiento y promoviendo la salud intestinal.

Curiosidades:
El Aloe vera tiene algunas curiosidades interesantes asociadas a su historia y uso. Por ejemplo, se cree que Cleopatra utilizaba el gel de Aloe vera como parte de su rutina de belleza. Además, en la Segunda Guerra Mundial, se usaba el gel de aloe como un sustituto de la sangre en emergencias, ya que su composición química se asemeja a la del plasma sanguíneo. También se ha utilizado en la industria alimentaria como aditivo en productos como yogures y bebidas.

Efectos adversos o secundarios:
Aunque es generalmente seguro para el uso tópico y el consumo oral moderado, algunas personas pueden experimentar efectos adversos. Algunas personas pueden tener reacciones alérgicas o irritación cutánea al aplicar el gel de Aloe vera. En casos raros, el consumo excesivo de jugo de Aloe puede causar calambres abdominales, diarrea y desequilibrios electrolíticos. Además, se ha reportado que el uso prolongado de altas concentraciones de Aloe vera en la piel puede causar sequedad y descamación.

Contraindicaciones:
Aunque se considera seguro para la mayoría de las personas, existen algunas contraindicaciones a tener en cuenta. No se

recomienda su uso tópico en heridas profundas, quemaduras graves o heridas quirúrgicas abiertas, ya que puede retrasar la cicatrización. Además, las mujeres embarazadas y en período de lactancia deben consultar a un profesional de la salud antes de usar productos de Aloe vera, ya que puede haber riesgos potenciales para el feto o el bebé.

Interacciones:
Puede interactuar con ciertos medicamentos y suplementos, por lo que es importante tener precaución al utilizarlo en combinación con otros productos. Por ejemplo, el consumo de Aloe vera puede aumentar el riesgo de sangrado en personas que toman anticoagulantes como la warfarina. También se ha informado que el Aloe vera puede interferir con la absorción de medicamentos orales, como los inhibidores de la enzima convertidora de angiotensina (IECA) utilizados para tratar la presión arterial alta.

Caléndula (Calendula officinalis)

Descripción:
La caléndula, científicamente conocida como Calendula officinalis, es una planta herbácea anual o bienal perteneciente a la familia Asteraceae. Se caracteriza por tener hojas lanceoladas de color verde claro y flores grandes y vistosas, generalmente de color amarillo o naranja brillante. Las flores de la caléndula tienen un aspecto similar al de las margaritas, con pétalos en forma de lengüeta y un centro lleno de pequeñas flores tubulares.

Hábitat y cultivo:
La caléndula es originaria de la región mediterránea, pero se ha naturalizado en muchas partes del mundo. Prefiere crecer en climas templados y soleados, aunque puede tolerar condiciones de sombra parcial. Se adapta bien a diferentes tipos de suelos, siempre que estén bien drenados. Es común encontrarla en jardines, campos y praderas.

En cuanto al cultivo, la caléndula se puede cultivar a partir de semillas, que se siembran en primavera u otoño. Se recomienda una siembra directa en el suelo o en macetas, a una profundidad de aproximadamente 1 cm. La planta es resistente y fácil de cuidar, requiriendo riegos regulares pero moderados. Florece durante el verano y el otoño, y sus flores se pueden cosechar para su uso.

Partes utilizadas:
Las partes utilizadas de la caléndula son principalmente las flores. Estas se recolectan cuando están completamente abiertas y en plena floración. Las flores se secan y luego se utilizan en diversas formas, como infusiones, aceites, ungüentos o tinturas. También se pueden utilizar frescas en ensaladas u otros platos.

Componentes:
Contiene una variedad de componentes beneficiosos, incluyendo flavonoides, carotenoides, aceites esenciales, ácidos fenólicos y triterpenos. Estos componentes le confieren a la planta sus propiedades medicinales y antioxidantes.

Historia y tradición:
La caléndula tiene una larga historia de uso en la medicina popular y la tradición herbal. Ha sido apreciada por sus propiedades medicinales y se ha utilizado para tratar una amplia gama de afecciones, como heridas, quemaduras, inflamaciones cutáneas, problemas digestivos y dolencias ginecológicas. Además, la caléndula ha sido considerada como un símbolo de alegría y prosperidad en muchas culturas, y se ha utilizado en celebraciones y rituales.

Propiedades terapéuticas:
Es conocida por sus propiedades terapéuticas y beneficios para la salud. Algunas de las propiedades atribuidas a esta planta incluyen acciones antiinflamatorias, cicatrizantes, antisépticas, antioxidantes y calmantes. Se ha utilizado tópicamente para tratar quemaduras leves, cortes, abrasiones, picaduras de insectos, eccemas y dermatitis. También se ha utilizado en productos para el cuidado de la piel, como cremas, lociones y ungüentos, debido a sus propiedades hidratantes y su capacidad para mejorar la apariencia de la piel.

Curiosidades:
La caléndula, también conocida como "maravilla", es una planta medicinal ampliamente utilizada por sus propiedades curativas y cosméticas.

Es originaria del sur de Europa, aunque en la actualidad se cultiva en diversas regiones del mundo.

Sus flores son de color naranja brillante y se utilizan tanto frescas como secas para preparar infusiones, aceites y cremas.

La caléndula ha sido utilizada desde la antigüedad por sus propiedades antiinflamatorias, cicatrizantes y antioxidantes.

Es comúnmente utilizada en la industria cosmética para la fabricación de cremas, lociones y productos para el cuidado de la piel.

Además de sus usos externos, la caléndula también se consume en forma de infusión para tratar problemas digestivos y regular el ciclo menstrual.

En la medicina tradicional, se le atribuyen propiedades antiespasmódicas, diuréticas y emenagogas.

Efectos adversos o secundarios:
En general, la caléndula es considerada segura para su uso tópico o como infusión. Sin embargo, existen algunos posibles efectos adversos:

Algunas personas pueden experimentar reacciones alérgicas como enrojecimiento, irritación o picazón en la piel.

En casos raros, se han reportado reacciones alérgicas graves, como hinchazón de la cara, labios o lengua, dificultad para respirar o erupciones cutáneas extensas. Si se presentan estos síntomas, se debe buscar atención médica de inmediato.

Contraindicaciones:
Aunque la caléndula se considera segura para la mayoría de las personas, existen algunas contraindicaciones a tener en cuenta.

Las personas alérgicas a las plantas de la familia Asteraceae, como el crisantemo, el árnica o la margarita, pueden ser más propensas a desarrollar reacciones alérgicas a la caléndula y deben evitar su uso.

En caso de embarazo o lactancia, se recomienda consultar a un profesional de la salud antes de utilizar productos con caléndula, ya que no se dispone de suficiente evidencia sobre su seguridad en estas etapas.

Si se tiene programada una cirugía, se debe evitar el uso de caléndula, ya que puede interferir con la coagulación de la sangre.

Interacciones:
Hasta la fecha, no se han reportado interacciones significativas

entre la caléndula y medicamentos específicos. Sin embargo, siempre es recomendable consultar a un médico o farmacéutico antes de combinar la caléndula con otros medicamentos como:

Es importante tener precaución si se está tomando fármacos anticoagulantes, como warfarina, ya que podría aumentar el riesgo de sangrado.

También se recomienda precaución si se está tomando medicamentos para la diabetes, ya que la caléndula podría disminuir los niveles de azúcar en la sangre.

Castaño de Indias (Aesculus hippocastanum)

Descripción:
El castaño de Indias es un árbol de tamaño mediano a grande que puede alcanzar alturas de hasta 30 metros. Tiene un tronco recto y ramas extendidas que forman una copa redondeada. Sus hojas son grandes, compuestas y de forma palmada, con entre 5 y 7 folíolos de bordes aserrados. Durante la primavera, el árbol produce flores en forma de espigas erectas de color blanco o rosado pálido. Los frutos del castaño de Indias son cápsulas espinosas que contienen semillas brillantes de color marrón oscuro.

Hábitat y cultivo:
El castaño de Indias es originario de las regiones montañosas de los Balcanes y Asia Menor, pero actualmente se cultiva en muchas partes del mundo. Prefiere climas templados a frescos y suelos bien drenados. Se encuentra comúnmente en parques, avenidas y jardines, y su madera también se utiliza en la construcción de muebles y pisos.

Partes utilizadas:
En términos de uso terapéutico, las partes más utilizadas del castaño de Indias son las semillas y la corteza. Las semillas son las más valoradas y se utilizan en la preparación de extractos y tinturas. La corteza también puede utilizarse en forma de tintura o decocción.

Componentes:
Las semillas de castaño de Indias contienen diversos compuestos, entre los que se destacan los saponósidos triterpénicos, como la escina. La escina es considerada el principal compo-

nente activo responsable de las propiedades terapéuticas del castaño de Indias. También se encuentran flavonoides, taninos y otros compuestos bioactivos en menor cantidad.

Historia y tradición:
El castaño de Indias ha sido utilizado en la medicina herbal desde hace siglos. Se cree que fue introducido en Europa desde Asia en el siglo XVI. Tradicionalmente, se ha utilizado para tratar problemas circulatorios, como la insuficiencia venosa, las varices y la fragilidad capilar. También se ha utilizado tópicamente para aliviar la inflamación y el dolor relacionados con golpes, contusiones y hematomas.

Propiedades terapéuticas:
El castaño de Indias se utiliza principalmente por sus propiedades venotónicas y vasoprotectoras. La escina presente en las semillas tiene la capacidad de fortalecer los vasos sanguíneos, mejorar la circulación y reducir la inflamación. Esto lo convierte en un remedio natural popular para tratar trastornos venosos, como las varices, la insuficiencia venosa crónica y la pesadez en las piernas.

Además de sus propiedades venotónicas, el castaño de Indias también tiene efectos antioxidantes y antiinflamatorios.

Curiosidades:
El castaño de Indias es conocido por su nombre científico Aesculus hippocastanum, donde "Aesculus" proviene del latín y hace referencia a un tipo de roble, mientras que "hippocastanum" significa "castaño de caballo". Este último nombre se debe a la antigua tradición de alimentar a los caballos con las semillas del árbol.

Aunque se le conoce como "castaño de Indias", esta planta no tiene ninguna relación con el castaño común. Su nombre se debe a que fue traído a Europa desde Asia por los colonizadores portugueses y se asoció erróneamente con las Indias Orientales.

En algunas culturas, especialmente en Europa del Este, las semillas del castaño de Indias se han utilizado históricamente para fabricar amuletos y talismanes que se creía que protegían contra el mal de ojo y otras energías negativas.

Efectos adversos o secundarios:
Aunque es generalmente bien tolerado, pueden ocurrir efectos adversos.

Algunas personas pueden sufrir malestar estomacal, náuseas, vómitos y dolor de cabeza. Estos efectos secundarios suelen ser leves y desaparecen por sí solos.

En casos raros, se han reportado reacciones alérgicas. Si experimentas síntomas como erupciones cutáneas, picazón, hinchazón o dificultad para respirar después de su consumo, es importante buscar atención médica de inmediato.

Contraindicaciones:
Las personas con enfermedades hepáticas o renales, así como aquellas con trastornos hemorrágicos o úlceras gástricas, deben evitar el uso del castaño de Indias, ya que puede empeorar estas condiciones.

Debido a su capacidad para afectar la coagulación sanguínea, se recomienda precaución en el uso del castaño de Indias en personas que están tomando medicamentos anticoagulantes o antiplaquetarios, como la warfarina. Es importante consultar con un médico antes de utilizarlo en estos casos.

Interacciones:
Puede interactuar con ciertos fármacos, como los anticoagulantes, antiplaquetarios y antiinflamatorios no esteroides (AINE). Puede aumentar el riesgo de sangrado o interferir con la eficacia de estos medicamentos. Si estás tomando alguno de ellos, es importante hablar con tu médico antes de consumir castaño de Indias.

Además, se ha informado que puede interactuar con fármacos para la presión arterial, los diuréticos y los medicamentos que afectan la función hepática. Por lo tanto, es recomendable consultar a un profesional de la salud antes de combinarlos.

Cola de caballo (Equisetum arvense)

Descripción:
La cola de caballo es una planta perenne que pertenece al género Equisetum. Se caracteriza por sus tallos huecos y articulados que se asemejan a las colas de los caballos. Tiene hojas pequeñas y esporas en forma de conos en la parte superior de los tallos.

Hábitat y cultivo:

La cola de caballo se encuentra comúnmente en áreas húmedas y pantanosas de todo el mundo. Crece en suelos ricos en minerales y puede tolerar diferentes condiciones de luz y agua. Se puede cultivar en jardines y también se encuentra de forma silvestre.

Partes utilizadas:
Las partes utilizadas de la cola de caballo son los tallos estériles que crecen en primavera antes de la aparición de las esporas. Estos tallos se recolectan y se utilizan tanto frescos como secos para obtener sus propiedades medicinales.

Componentes:
La cola de caballo contiene varios componentes beneficiosos, como sílice, flavonoides, minerales (como potasio y calcio), ácido ascórbico (vitamina C) y alcaloides. La sílice es uno de los componentes principales y contribuye a las propiedades curativas de la planta.

Historia y tradición:
La cola de caballo ha sido utilizada en la medicina tradicional durante siglos debido a sus propiedades medicinales y beneficios para la salud. Es una planta perenne que se encuentra en varias partes del mundo, incluyendo Europa, Asia y América del Norte. Su nombre proviene de su apariencia, ya que sus tallos parecen colas de caballo.

Esta planta ha sido valorada en la historia y tradiciones de diferentes culturas. En la antigua Roma, por ejemplo, se creía que esta planta tenía propiedades curativas y se utilizaba para tratar heridas y problemas urinarios. También se utilizaba en la medicina tradicional china y en la medicina ayurvédica de la India para tratar una variedad de dolencias.

Además de sus usos medicinales, la cola de caballo también ha sido utilizada en la agricultura y en la jardinería debido a su contenido de sílice, que fortalece los tejidos vegetales y promueve el crecimiento de las plantas. También se ha utilizado en la fabricación de productos cosméticos y en la industria textil para fortalecer las fibras de tela.

Propiedades terapéuticas:
La cola de caballo es conocida por sus propiedades terapéuticas y sus beneficios para la salud. Algunas de sus propiedades más destacadas son:

Diurético natural: La cola de caballo tiene un efecto diurético suave, lo que significa que estimula la producción de orina y ayuda a eliminar toxinas y desechos del cuerpo. Esto puede ser beneficioso para tratar la retención de líquidos, reducir la hinchazón y promover la salud renal.

Fortalecimiento de huesos y tejidos: Esta planta contiene sílice, un mineral que se encuentra en altas concentraciones en esta planta. El sílice es importante para la formación y el fortalecimiento de los tejidos conectivos, como los huesos, los cartílagos y las uñas. También puede ayudar a promover la salud de la piel, el cabello y los dientes.

Propiedades antiinflamatorias: La cola de caballo tiene propiedades antiinflamatorias, lo que significa que puede ayudar a reducir la inflamación en el cuerpo. Esto puede ser beneficioso para tratar afecciones inflamatorias, como la artritis y la enfermedad inflamatoria intestinal.

Mejora de la salud del sistema urinario: La cola de caballo se ha utilizado tradicionalmente para tratar afecciones del sistema urinario, como infecciones del tracto urinario y cálculos renales. Su efecto diurético puede ayudar a limpiar y desintoxicar los riñones, promoviendo así su salud y previniendo la formación de cálculos.

Acción antioxidante: La cola de caballo contiene antioxidantes que ayudan a proteger las células del daño causado por los radicales libres. Los radicales libres son moléculas inestables que pueden dañar el ADN y contribuir al envejecimiento y a diversas enfermedades. Los antioxidantes presentes en la cola de caballo ayudan a neutralizar estos radicales libres y proteger el cuerpo contra el estrés oxidativo.

Curiosidades:
La cola de caballo es una hierba perenne que crece en áreas húmedas y pantanosas de todo el mundo. Recibe su nombre debido a su apariencia distintiva que se asemeja a las cerdas de una cola de caballo. Además de su aspecto peculiar, esta planta tiene varias curiosidades interesantes:

Fósiles vivientes: Las colas de caballo son consideradas fósiles vivientes, ya que son plantas que han existido en la Tierra desde hace millones de años. Se cree que las primeras especies de cola de caballo surgieron hace más de 300 millones de años, durante el período Carbonífero.

Contenido de sílice: Es una de las pocas plantas que contiene altos niveles de sílice, un componente mineral importante para la salud humana. Esto la convierte en una planta popular en la medicina tradicional para fortalecer el cabello, las uñas y los huesos.

Uso en jardinería: Además de sus propiedades medicinales, también es apreciada en la jardinería. Sus tallos huecos y articulados le dan una estructura única, y se utiliza a menudo como planta ornamental en jardines acuáticos o para crear bordes naturales en macizos de flores.

Efectos adversos o secundarios:
A pesar de sus beneficios potenciales, puede tener algunos efectos adversos o secundarios en ciertos casos, como los que siguen:

Toxicidad de tiaminasa: La cola de caballo contiene una enzima llamada tiaminasa, que puede interferir con la absorción de la vitamina B1 (tiamina). Esto puede llevar a una deficiencia de tiamina en el organismo si se consume en grandes cantidades o durante períodos prolongados.

Interferencia con medicamentos: La cola de caballo puede interactuar con ciertos medicamentos, como los diuréticos o los anticoagulantes. Es importante consultar a un médico antes de usar la planta si se está tomando algún medicamento para evitar posibles interacciones negativas.

Reacciones alérgicas: Algunas personas pueden presentar alergia a la cola de caballo. Esto puede manifestarse como erupciones cutáneas, picazón, hinchazón o dificultad para respirar. Si se experimenta alguna reacción alérgica, se debe buscar atención médica inmediata.

Contraindicaciones:
Existen contraindicaciones a tener en cuenta al usar cola de caballo:

Embarazo y lactancia: No se ha investigado lo suficiente sobre la seguridad de la cola de caballo durante el embarazo y la lactancia. Por precaución, se recomienda que las mujeres embarazadas o en periodo de lactancia eviten su uso o consulten a un médico antes de hacerlo.

Problemas renales: Debido a su contenido de sílice y su capacidad diurética, se aconseja precaución en personas con problemas renales, como cálculos renales o insuficiencia renal, ya que la cola de caballo puede agravar estos problemas.

Interacciones:
Puede interactuar con ciertos medicamentos y suplementos, por lo que es importante tener precaución al combinarla con otros tratamientos. Algunas interacciones conocidas incluyen:

Medicamentos diuréticos: La cola de caballo tiene propiedades diuréticas naturales, por lo que podría aumentar el efecto diurético de los medicamentos diuréticos. Esto podría llevar a una pérdida excesiva de líquidos y minerales en el cuerpo.

Anticoagulantes: Puede tener efectos anticoagulantes leves, lo que podría aumentar el riesgo de sangrado al combinarse con medicamentos anticoagulantes como la warfarina. Se recomienda supervisión médica si se utilizan ambos tratamientos.

Ginkgo (Ginkgo biloba)

Descripción:
El Ginkgo biloba es un árbol milenario considerado un fósil viviente, ya que ha existido desde hace millones de años. Es conocido por su aspecto único, con hojas en forma de abanico y ramas extendidas. Alcanza una altura de hasta 30 metros y tiene una corteza lisa y grisácea. Sus hojas son de color verde brillante en verano y se vuelven doradas en otoño antes de caer.

Hábitat y cultivo:
El Ginkgo biloba es originario de China y se ha cultivado en Asia durante siglos. En la actualidad, se encuentra en muchas partes del mundo, incluyendo Europa y América del Norte. Prefiere climas templados y se adapta bien a diferentes tipos de suelo. Es un árbol resistente y puede crecer tanto en áreas urbanas como rurales.

Partes utilizadas:
En términos medicinales, las partes utilizadas del Ginkgo biloba son principalmente las hojas y las semillas. Las hojas se recolectan en otoño y se secan para su posterior uso. Las semillas, por otro lado, se utilizan en menor medida y deben ser procesadas adecuadamente, ya que contienen sustancias tóxicas cuando están crudas.

Componentes:
El Ginkgo biloba contiene una variedad de componentes

activos, siendo los más destacables los flavonoides y los terpenoides. Los flavonoides son conocidos por sus propiedades antioxidantes, mientras que los terpenoides, como los ginkgólidos y los bilobálidos, tienen efectos neuroprotectores y mejoran la circulación sanguínea.

Historia y tradición:
El Ginkgo biloba tiene una historia rica y una larga tradición en la medicina china. Se ha utilizado durante siglos para tratar diversas afecciones, como problemas de memoria, problemas respiratorios y trastornos circulatorios. Además, el árbol de Ginkgo es considerado sagrado en algunas culturas, y se le atribuyen propiedades espirituales y de longevidad.

Propiedades terapéuticas:
El Ginkgo biloba se ha estudiado ampliamente por sus propiedades terapéuticas. Mejora la circulación sanguínea y el flujo de oxígeno al cerebro, lo que puede beneficiar la memoria y la función cognitiva. También se ha utilizado para tratar problemas de visión, tinnitus (zumbido en los oídos) y vértigo. Sin embargo, es importante destacar que los suplementos de Ginkgo biloba no están exentos de efectos secundarios y pueden interactuar con ciertos medicamentos

Curiosidades:
El Ginkgo biloba es una especie fascinante con varias curiosidades asociadas a ella. Por ejemplo, es considerado un "fósil viviente" porque ha sobrevivido durante millones de años sin cambios significativos en su estructura. Además, es un árbol extremadamente resistente, capaz de sobrevivir a la contaminación, enfermedades y condiciones climáticas adversas. También es interesante destacar que las hojas de Ginkgo biloba tienen una forma única y se utilizan en la cultura china en la preparación de platos tradicionales.

Efectos adversos o secundarios:
Aunque el Ginkgo biloba es generalmente seguro para la mayoría de las personas cuando se consume en dosis adecuadas, pueden ocurrir algunos efectos adversos en raros casos. Estos efectos secundarios pueden incluir dolores de cabeza, malestar estomacal, mareos, diarrea, náuseas o reacciones alérgicas en algunas personas. Además, debido a su efecto anticoagulante, existe un riesgo de sangrado excesivo en personas que están tomando anticoagulantes o tienen trastornos de coagulación. Se recomienda precaución en personas con convulsiones, trastornos de la coagulación o que se someten a cirugía.

Contraindicaciones:
Aunque el Ginkgo biloba es ampliamente utilizado, existen algunas contraindicaciones a tener en cuenta. No se recomienda su uso en mujeres embarazadas o en período de lactancia debido a la falta de evidencia sobre su seguridad en estos casos. Además, las personas que tienen alergia conocida al Ginkgo biloba o a alguno de sus componentes deben evitar su consumo. También se debe tener precaución en personas con trastornos convulsivos, trastornos de la coagulación o que estén programadas para cirugía en breve, ya que el Ginkgo puede interactuar con los fármacos y aumentar el riesgo de complicaciones.

Interacciones:
El Ginkgo puede interactuar con ciertos medicamentos, lo que puede afectar su eficacia o aumentar el riesgo de efectos adversos. Puede aumentar el riesgo de sangrado cuando se toma junto con anticoagulantes como la warfarina o la aspirina. Además, puede interferir con la acción de ciertos medicamentos utilizados para tratar trastornos convulsivos, como la carbamazepina. También puede interactuar con medicamentos que afectan la función hepática, como algunos antidepresivos y medicamentos para el VIH. Por lo tanto, es importante informar a tu médico o farmacéutico si estás tomando Ginkgo biloba para evitar posibles interacciones perjudiciales.

Hamamelis (Hamamelis virginiana)

Descripción:
El Hamamelis es un arbusto o árbol pequeño originario de América del Norte. Se caracteriza por sus flores llamativas y su follaje colorido en otoño. El Hamamelis tiene hojas alternas, simples y dentadas, y sus flores son de color amarillo brillante o anaranjado. Es conocido por su capacidad de florecer en invierno y principios de primavera, lo que lo convierte en una planta ornamental popular.

Hábitat y cultivo:
El Hamamelis se encuentra naturalmente en bosques húmedos y pantanos de América del Norte, principalmente en las regiones este y central de los Estados Unidos. Prefiere suelos ricos en humus y bien drenados. En cuanto al cultivo, se puede plantar en jardines y parques, siempre y cuando se le proporcione un ambiente adecuado con sombra parcial y suelo húmedo. Es una planta resistente y puede tolerar temperaturas frías.

Partes utilizadas:
En términos medicinales, las partes utilizadas del Hamamelis son principalmente las hojas y la corteza. Las hojas se recolectan en otoño y se secan para su posterior uso. La corteza, por otro lado, se obtiene de ramas jóvenes y también se seca para su utilización. Estas partes contienen compuestos activos que tienen propiedades terapéuticas.

Componentes:
El Hamamelis contiene una variedad de componentes beneficiosos, incluyendo taninos, flavonoides y aceites volátiles. Los taninos son astringentes y ayudan a reducir la inflamación y la irritación de la piel. Los flavonoides poseen propiedades antioxidantes y antiinflamatorias, y los aceites volátiles proporcionan un aroma distintivo a la planta.

Historia y tradición:
El Hamamelis tiene una larga historia de uso en la medicina tradicional. Los nativos americanos, como los iroqueses y los mohicanos, utilizaban el Hamamelis para tratar diversas afecciones, incluyendo problemas de piel, hemorroides y dolor muscular. También se utilizaba en rituales y ceremonias. En la actualidad, se ha popularizado como un ingrediente en productos para el cuidado de la piel y se utiliza en tratamientos tópicos para calmar la irritación y promover la cicatrización.

Propiedades terapéuticas:
Tiene propiedades terapéuticas que se han utilizado durante mucho tiempo. Se le atribuye acción astringente, antiinflamatoria y hemostática. Es comúnmente utilizado para aliviar las molestias de la piel, como picaduras de insectos, quemaduras solares, erupciones cutáneas y piel irritada. También se utiliza en el tratamiento de las hemorroides debido a sus propiedades para reducir la inflamación y aliviar el malestar. Además, el Hamamelis puede ayudar a estimular la circulación sanguínea y promover la curación de heridas menores.

Curiosidades:
Es una planta con algunas curiosidades interesantes asociadas a ella. Por ejemplo, es conocido como el "árbol de los brujos" debido a su capacidad para florecer en pleno invierno, lo que se consideraba un poder mágico en la antigüedad. Además, sus flores tienen una forma única, con pétalos delgados y en forma de cinta que se curvan hacia atrás, dándoles una apariencia distintiva. También es interesante destacar que el Hamamelis es utilizado en la industria cosmética y se encuentra en una variedad de productos para el cuidado de la piel debido a sus

propiedades beneficiosas.

Efectos adversos o secundarios:
Aunque es generalmente seguro para la mayoría de las personas cuando se usa tópicamente, podrían ocurrir algunos efectos adversos en casos raros. Estos efectos secundarios incluyen irritación de la piel, enrojecimiento, picazón o reacciones alérgicas en algunas personas sensibles. Es importante realizar una prueba de parche en una pequeña área de la piel antes de usar productos que contengan Hamamelis para verificar si hay alguna reacción adversa.

Contraindicaciones:
Aunque se considera seguro para su uso tópico, hay algunas contraindicaciones a tener en cuenta. No se recomienda su uso en personas con alergias conocidas al Hamamelis o a alguno de sus componentes. Además, se debe evitar el uso tópico en heridas abiertas o piel dañada, ya que puede causar irritación adicional. Si estás embarazada o amamantando, es mejor consultar a un profesional de la salud.

Interacciones:
En general, no tiene interacciones significativas con fármacos u otras hierbas. Sin embargo, es importante tener precaución al usar productos con Hamamelis junto con otros productos tópicos para evitar posibles reacciones adversas o efectos no deseados. Si estás utilizando algún otro medicamento tópico, es recomendable hablar con un profesional de la salud antes de usar productos que contengan esta planta para asegurarte de que no haya interacciones negativas.

Jengibre (Zingiber officinale)

Descripción:
El jengibre es una planta perenne con tallos subterráneos llamados rizomas. Tiene hojas largas y estrechas, y flores amarillas o blancas en forma de cono. El rizoma es la parte más utilizada, y tiene un sabor picante y aromático.

Hábitat y cultivo:
El jengibre es originario de Asia tropical y se cultiva en muchas partes del mundo. Prefiere climas cálidos y húmedos, y se puede cultivar tanto en jardines como en macetas en interiores.

Partes utilizadas:
El rizoma del jengibre es la parte más utilizada. Se recolecta, se pela y se utiliza fresco o seco para su uso culinario y medicinal. También se pueden utilizar las hojas y las flores en ciertas preparaciones.

Componentes:
El jengibre contiene compuestos activos como gingerol, shogaol y zingibereno, que le confieren sus propiedades medicinales. También contiene antioxidantes, vitaminas y minerales.

El jengibre, conocido científicamente como Zingiber officinale, es una planta perenne originaria de Asia tropical. Ha sido utilizado durante siglos tanto como especia en la cocina como en la medicina tradicional debido a sus múltiples beneficios para la salud.

Historia y tradición:
Esta planta ha sido cultivada y utilizada en Asia desde hace más de 5,000 años. Se cree que su origen se encuentra en la región costera del sur de Asia, específicamente en lo que hoy conocemos como India y China. Desde allí, se ha extendido a diversas partes del mundo y se ha integrado en las tradiciones culinarias y medicinales de muchas culturas.

El jengibre ha sido especialmente valorado en la medicina tradicional asiática, como la medicina ayurvédica y la medicina tradicional china. En estas tradiciones, se considera una planta "caliente" que puede ayudar a equilibrar el cuerpo y tratar una variedad de dolencias. Se ha utilizado para aliviar problemas digestivos, como náuseas, vómitos y malestar estomacal. Además, se ha utilizado como un tónico general para fortalecer el sistema inmunológico y promover la circulación sanguínea.

Propiedades terapéuticas:
El jengibre contiene compuestos bioactivos, como los gingeroles y los shogaoles, que le confieren sus propiedades medicinales. Estos compuestos son los responsables del sabor y aroma característicos del jengibre, pero también tienen efectos beneficiosos en el cuerpo humano.

Una de las propiedades más conocidas del jengibre es su capacidad para aliviar las náuseas y los vómitos. Numerosos estudios han demostrado que el consumo de jengibre puede ser efectivo en el alivio de las náuseas causadas por el embarazo, la quimioterapia o la cirugía. Los compuestos del jengibre actúan en el sistema digestivo, reduciendo la sensación de malestar y mejorando la motilidad intestinal.

Además, el jengibre también se ha utilizado para aliviar el dolor y la inflamación. Se ha demostrado que los gingeroles y los shogaoles tienen propiedades antiinflamatorias y analgésicas, lo que los convierte en una opción natural para el alivio del dolor en condiciones como la artritis, los dolores musculares y las migrañas. Algunos estudios incluso sugieren que el consumo regular de jengibre puede ayudar a reducir la inflamación crónica en el cuerpo.

El jengibre también tiene efectos positivos en la salud cardiovascular. El consumo regular de jengibre puede ayudar a reducir los niveles de colesterol y triglicéridos en la sangre, así como mejorar la circulación sanguínea. Estos efectos podrían contribuir a la salud del corazón y reducir el riesgo de enfermedades cardiovasculares.

Además de sus propiedades terapéuticas, el jengibre también se utiliza como especia en la cocina debido a su sabor picante y aromático. Se añade a platos salados y dulces, así como a bebidas como el té de jengibre. Su versatilidad culinaria lo convierte en un ingrediente popular en muchas culturas y cocinas del mundo.

Curiosidades:
El jengibre es una planta originaria de Asia tropical. Ha sido utilizado durante siglos tanto en la cocina como en la medicina tradicional debido a sus propiedades medicinales. Aquí te presento algunas curiosidades interesantes sobre el jengibre:

Sabor picante y refrescante: El jengibre tiene un sabor distintivo, con un toque picante y refrescante. Este sabor característico se debe a la presencia de compuestos activos como los gingeroles y los shogaols, que también le confieren sus propiedades medicinales.

Uso ancestral: El jengibre ha sido utilizado en la medicina tradicional china e india desde hace más de 2.000 años. Se ha utilizado para tratar una amplia variedad de afecciones, desde problemas digestivos hasta dolores musculares y resfriados.

Uso culinario: Además de sus propiedades medicinales, el jengibre es una especia muy popular en la cocina. Se utiliza en platos dulces y salados, como curries, postres, infusiones y bebidas refrescantes como el ginger ale.

Efectos adversos o secundarios:

Aunque el jengibre es generalmente seguro para la mayoría de las personas cuando se consume en cantidades moderadas, algunas personas pueden experimentar efectos adversos o secundarios:

Malestar estomacal: En algunas personas, el consumo excesivo de jengibre puede causar malestar estomacal, náuseas, acidez o diarrea. Estos efectos secundarios son generalmente leves y desaparecen por sí solos.

Interferencia con medicamentos: El jengibre puede interactuar con ciertos fármacos, como los anticoagulantes o los antihipertensivos. Se recomienda precaución al combinar el jengibre con estos medicamentos y es importante consultar a un médico antes de hacerlo.

Reacciones alérgicas: Aunque son raras, algunas personas pueden presentar alergia al jengibre. Esto puede manifestarse como erupciones cutáneas, picazón, hinchazón o dificultad para respirar. Si se experimenta alguna reacción alérgica, se debe buscar atención médica de inmediato.

Contraindicaciones:
Existen contraindicaciones a tener en cuenta al utilizar el jengibre:

Trastornos de coagulación: Debido a su capacidad para inhibir la agregación plaquetaria, se debe tener precaución al consumir jengibre en personas que tienen trastornos de coagulación o que toman medicamentos anticoagulantes. Se recomienda consultar a un médico antes de usarlo.

Embarazo y lactancia: Aunque el jengibre se ha utilizado tradicionalmente para tratar las náuseas del embarazo, se recomienda precaución durante el embarazo y la lactancia. Se debe consultar a un médico antes de usarlo en estas etapas.

Interacciones:
El jengibre puede interactuar con ciertos medicamentos y suplementos, por lo que es importante tener precaución al combinarlo con otros tratamientos. Algunas interacciones conocidas incluyen:

Anticoagulantes: Debido a su capacidad para inhibir la agregación plaquetaria, el jengibre puede aumentar el riesgo de sangrado al combinarse con medicamentos anticoagulantes como la warfarina. Se recomienda supervisión médica si se utilizan ambos tratamientos.

Antihipertensivos: El jengibre puede tener efectos hipotensores, por lo que podría interactuar con medicamentos para la presión arterial alta. Se debe tener precaución y consultar a un médico antes de usar jengibre si se están tomando medicamentos para la hipertensión.

Manzanilla (Matricaria chamomilla)

Descripción:
La manzanilla es una planta herbácea anual que pertenece a la familia de las asteráceas. Tiene un tallo erecto y ramificado que puede alcanzar una altura de hasta 60 centímetros. Las hojas son finamente divididas y de color verde claro. Las flores de la manzanilla son pequeñas y tienen forma de margarita, con un centro amarillo rodeado de pétalos blancos. Al frotar las flores entre los dedos, se desprende un aroma distintivo a manzana.

Hábitat y cultivo:
La manzanilla es nativa de Europa y se encuentra comúnmente en regiones de clima templado. Crece mejor en suelos bien drenados y ricos en nutrientes. Se puede encontrar en prados, campos, bordes de caminos y jardines. La manzanilla es una planta resistente y adaptable, y puede crecer en una amplia gama de condiciones. También se puede cultivar fácilmente a partir de semillas o mediante la división de plantas existentes.

Partes utilizadas:
Las partes utilizadas de la manzanilla son las flores secas. Estas se recolectan cuando están completamente abiertas y se secan al aire para conservar sus propiedades terapéuticas. Las flores secas se utilizan para preparar infusiones, extractos, aceites esenciales y productos cosméticos.

Componentes:
La manzanilla contiene una variedad de componentes que le atribuyen sus propiedades terapéuticas. Entre ellos se encuentran los aceites esenciales, como el bisabolol y el óxido de azuleno, que tienen propiedades antiinflamatorias y calmantes. También contiene flavonoides, como la apigenina, que tienen propiedades antioxidantes y antiinflamatorias. Otros componentes presentes en la manzanilla incluyen ácido cafeico, cumarinas y polifenoles.

Historia y tradición:
La manzanilla ha sido utilizada desde la antigüedad por diversas culturas debido a sus propiedades terapéuticas. Los antiguos egipcios la utilizaban en rituales religiosos y en el cuidado de la piel. También era conocida y utilizada en la medicina tradicional griega y romana. En la tradición popular, la manzanilla se ha asociado con propiedades calmantes y relajantes, y se ha utilizado para aliviar el estrés, la ansiedad y los trastornos del sueño.

Propiedades terapéuticas:
Es conocida por sus propiedades terapéuticas y se utiliza en la medicina herbal por sus diversos beneficios para la salud. Tiene propiedades antiinflamatorias, antioxidantes, antibacterianas, calmantes y digestivas. La manzanilla se utiliza comúnmente para aliviar el malestar estomacal, los cólicos, la indigestión y las náuseas. También se utiliza para aliviar el estrés, la ansiedad y promover la relajación. Además, se ha utilizado tópicamente para aliviar la irritación de la piel, las quemaduras leves y las afecciones cutáneas como la dermatitis y el eccema.

Curiosidades:
La manzanilla (Matricaria chamomilla) es una planta herbácea de la familia de las asteráceas que tiene algunas curiosidades interesantes asociadas a ella. Por ejemplo, su nombre proviene del griego "chamaimelon", que significa "manzana en tierra", debido a su aroma a manzana característico. Además, la manzanilla ha sido utilizada durante siglos en múltiples culturas por sus propiedades terapéuticas, y se considera una de las hierbas más antiguas y populares en la medicina herbal.

Efectos adversos o secundarios:
En general, la manzanilla se considera segura y bien tolerada. Sin embargo, en algunos casos, pueden presentarse efectos adversos o secundarios. Algunas personas pueden experimentar reacciones alérgicas al entrar en contacto con la planta o al consumir productos que contienen manzanilla. Además, el consumo excesivo de manzanilla puede causar molestias estomacales, náuseas o vómitos en algunas personas. Es importante tener en cuenta estos posibles efectos y, en caso de experimentarlos, suspender su uso y consultar a un profesional de la salud.

Contraindicaciones:
A pesar de ser generalmente segura, existen algunas contraindicaciones asociadas al uso de la manzanilla. Por ejemplo, las personas que tienen alergia a otras plantas de la familia de las

asteráceas, como la ambrosía o el girasol, pueden tener mayor riesgo de desarrollar reacciones alérgicas a la manzanilla. Además, se recomienda precaución en mujeres embarazadas o en período de lactancia, ya que no se han realizado suficientes estudios para determinar su seguridad en estas etapas.

Interacciones:
En general, la manzanilla no se ha asociado con interacciones significativas con medicamentos. Sin embargo, siempre es recomendable consultar a un profesional de la salud si se está tomando algún medicamento o si se tienen condiciones de salud preexistentes antes de utilizar la manzanilla con fines terapéuticos. Algunos estudios sugieren que la manzanilla puede tener efectos anticoagulantes leves, por lo que se debe tener precaución al combinarla con medicamentos anticoagulantes o antiplaquetarios.

Rusco (Ruscus aculeatus)

Descripción:
El rusco es una planta perenne que pertenece a la familia de las Liliáceas. Es originario de Europa y algunas partes de Asia, y se caracteriza por ser un arbusto de hojas perennes y rígidas. Sus tallos son verdes y ramificados, con espinas en forma de agujas en sus hojas, lo que le ha valido el nombre común de rusco picante. Produce pequeñas flores verdosas y frutos rojos en forma de bayas.

Hábitat y cultivo:
El rusco se encuentra principalmente en áreas boscosas y sombreadas, donde puede crecer en suelos húmedos y bien drenados. Es común encontrarlo en bosques de robles, hayedos y pinares. Puede ser cultivado en jardines y macetas, prefiriendo suelos ácidos y sombra parcial o total.

Partes utilizadas:
En términos de uso medicinal, se utilizan principalmente las raíces y los rizomas. Estas partes de la planta contienen una variedad de compuestos beneficiosos que aportan propiedades terapéuticas.

Componentes:
El rusco contiene varios componentes activos, entre los que se encuentran los esteroides, saponinas, flavonoides y taninos.

Estos compuestos son responsables de las propiedades medicinales asociadas con la planta.

Historia y tradición:
Tiene una larga historia de uso en la medicina tradicional europea. Desde la antigüedad, ha sido valorado por sus propiedades diuréticas, antiinflamatorias y venotónicas. Además, se ha utilizado para tratar problemas circulatorios, como la insuficiencia venosa y las hemorroides.

Propiedades terapéuticas:
Se utiliza en la fitoterapia debido a sus propiedades terapéuticas. Se le atribuyen beneficios como mejorar la circulación sanguínea, fortalecer las venas y capilares, reducir la inflamación y aliviar los síntomas de las hemorroides. También se ha utilizado para tratar trastornos del sistema linfático y para aliviar los síntomas de las piernas cansadas y las varices.

Curiosidades:
El rusco tiene algunas curiosidades interesantes asociadas a él. Por ejemplo, a pesar de que se le llama rusco picante debido a las espinas en sus hojas, en realidad no pertenece a la familia de las plantas picantes como los chiles. Además, las bayas rojas del rusco son venenosas para los humanos, por lo que no se deben consumir.

Efectos adversos o secundarios:
Aunque el uso del rusco es generalmente seguro cuando se utiliza de manera adecuada, se han reportado algunos efectos adversos leves en casos aislados. Estos pueden incluir malestar estomacal, náuseas, diarrea o reacciones alérgicas en personas sensibles. En caso de experimentar cualquier efecto secundario, se debe suspender su uso.

Contraindicaciones:
Aunque es considerado seguro para la mayoría de las personas, existen algunas contraindicaciones a tener en cuenta. No se recomienda su uso en mujeres embarazadas o en período de lactancia debido a la falta de evidencia suficiente sobre su seguridad en estas etapas. Además, las personas con trastornos renales o cardíacos, así como aquellos que toman medicamentos anticoagulantes, deben evitar el uso del rusco sin consultar a un médico.

Interacciones:
Puede interactuar con ciertos medicamentos y hierbas, por lo que es importante tener precaución al combinarlo con otros

tratamientos. Puede potenciar los efectos de los medicamentos anticoagulantes, como la warfarina, lo que aumenta el riesgo de sangrado. Además, puede interferir con la absorción de hierro, por lo que se recomienda separar la ingesta de suplementos de hierro de la toma de rusco.

Vid roja (Vitis vinifera)

La vid roja es una planta trepadora perteneciente a la familia de las Vitáceas, conocida por sus uvas de color rojo intenso y su uso en la producción de vino.

Descripción:
La vid roja es una planta perenne que puede crecer hasta alcanzar alturas considerables, llegando a superar los 10 metros de longitud en condiciones favorables. Sus hojas son grandes, de forma lobulada y con bordes aserrados. Durante el otoño, las hojas adquieren tonalidades rojizas, lo que le otorga su nombre común. Los racimos de uvas que produce la vid roja son pequeños y contienen bayas redondas o elipsoidales de color rojo oscuro o morado.

Hábitat y cultivo:
La vid roja es originaria de la región mediterránea, pero actualmente se cultiva en muchas partes del mundo. Es una planta que requiere un clima templado y suelos bien drenados para crecer adecuadamente. Se cultiva principalmente por sus uvas, que se utilizan en la producción de vino, aunque también se pueden consumir frescas.

Partes utilizadas:
En términos de uso terapéutico, las partes más utilizadas de la vid roja son las hojas y las uvas. Las hojas se recolectan durante el verano y se secan para su posterior uso en infusiones y extractos. Las uvas también se pueden utilizar en la preparación de remedios caseros.

Componentes:
Las hojas de la vid roja contienen varios compuestos bioactivos, entre los que se destacan los flavonoides, como la quercetina y la rutina. Estos compuestos son conocidos por sus propiedades antioxidantes y antiinflamatorias. También se encuentran en las hojas taninos, ácidos orgánicos y minerales como el potasio y el calcio.

Historia y tradición:
La vid roja ha sido cultivada y utilizada por el ser humano desde hace miles de años. Su cultivo se remonta a la antigua Mesopotamia y Egipto, donde se apreciaba tanto por sus uvas como por su valor simbólico y ceremonial. A lo largo de la historia, la vid roja ha sido asociada con la celebración, la buena salud y la longevidad.

Propiedades terapéuticas:
Se ha utilizado tradicionalmente en la medicina herbal debido a sus propiedades terapéuticas. Se considera útil para mejorar la circulación sanguínea, fortalecer los vasos capilares y reducir la fragilidad y permeabilidad de los mismos. También se le atribuyen propiedades antioxidantes y antiinflamatorias, lo que puede contribuir a la salud cardiovascular y aliviar los síntomas de trastornos circulatorios como las varices y la insuficiencia venosa.

Curiosidades:
La vid roja es conocida como una de las plantas más antiguas cultivadas por el ser humano, y se estima que su cultivo se remonta a más de 6.000 años.

Además de su uso en la producción de vino y en la medicina herbal, las uvas de vid roja también se utilizan para hacer jugos, mermeladas y otros productos gastronómicos.

La vid roja es una planta trepadora vigorosa y puede cubrir grandes extensiones, llegando a formar densas enredaderas en los viñedos.

Efectos adversos o secundarios:
Aunque la vid roja se considera generalmente segura para la mayoría de las personas, en algunos casos pueden producirse efectos adversos leves, como malestar estomacal, náuseas o diarrea. Estos efectos secundarios son poco comunes y suelen ser temporales.

Algunas personas pueden presentar reacciones alérgicas a la vid roja. Si experimentas síntomas como picazón, hinchazón o dificultad para respirar después de su consumo, es importante buscar atención médica de inmediato.

Contraindicaciones:
Tiene efectos anticoagulantes y antiplaquetarios, lo que significa que puede interferir con la coagulación sanguínea. Por lo tanto, las personas que toman fármacos anticoagulantes o

antiplaquetarios, como la warfarina, deben evitar el consumo excesivo de vid roja o consultar a su médico antes de hacerlo.

Debido a la falta de información suficiente, se recomienda precaución en el uso de vid roja durante el embarazo y la lactancia. Es importante consultar con un profesional de la salud antes de utilizarla en estas etapas.

Interacciones:
Puede interactuar con ciertos medicamentos, como los anticoagulantes, antiplaquetarios, antiinflamatorios no esteroides (AINE) y medicamentos para la presión arterial. Puede potenciar los efectos de estos medicamentos, lo que puede aumentar el riesgo de sangrado o afectar la eficacia de los medicamentos para la presión arterial. Si estás tomando alguno de estos fármacos, es esencial hablar con tu médico antes de consumir vid roja.

"Tu Bienestar: Mi Misión"

Gracias por interesarte en este proyecto. Escribir sobre salud natural no es solo mi trabajo: es mi verdadera pasión. Dedico cada día tiempo, investigación y amor para convertir los conocimientos en herramientas prácticas y accesibles que puedan ayudarte a mejorar tu calidad de vida, cuidar tu salud de manera natural y enfrentar tus desafíos con confianza.

Este libro no es simplemente un producto: es un puente entre mi experiencia y tu deseo de transformar tu bienestar. Cada palabra, cada investigación y cada página han sido creadas con el compromiso de proporcionarte contenido útil y transformador, pensado para acompañarte en tu camino hacia una vida más saludable.

Como autora independiente, la venta de estos libros no solo respalda mi labor y misión, sino que también es el principal sustento para mi familia. Tu decisión de adquirir este libro tiene un impacto directo: me permite seguir creando obras accesibles y llenas de valor para personas como tú, que buscan mejorar su vida con soluciones naturales y responsables.

He mantenido el precio reducido para que este contenido esté al alcance de todos. Por ello, tu honestidad al comprar y valorar mi trabajo es fundamental para que este proyecto continúe. Espero que este libro te inspire, te guíe y marque una diferencia positiva en tu vida. Gracias por permitirme ser parte de tu bienestar.

NOTA FINAL

Muchas gracias por escoger este libro para acompañarte en tu camino hacia una salud plena. Si la información, los consejos y/o los remedios que aquí comparto te resultan útiles, ¿me harías un gran favor? Dedicar un minuto a dejar tu reseña o valoración (varias estrellas) es una forma increíble de ayudarme a seguir creando contenido valioso y, a la vez, de orientar a otras personas que, como tú, buscan mejorar su salud y bienestar. ¡Mil gracias por formar parte de esta comunidad de bienestar!

Con gratitud,

Isabel

Nota importante sobre la impresión y el envío:
Todos mis libros en papel son enviados a imprimir y distribuidos exclusivamente por Amazon y sus imprentas asociadas. Si tuvieras algún problema con la calidad de la impresión o con la entrega, por favor, contacta directamente con su servicio de Atención al Cliente para solucionarlo.

Como autora, no tengo control sobre estos procesos, así que te agradecería enormemente que tus reseñas se centrasen únicamente en el "contenido, remedios o información" de esta obra. Algunos lectores dejan valoraciones negativas por cuestiones de envío o encuadernación, desconociendo que, desgraciadamente, escapan totalmente a mi gestión y resolución. ¡Gracias de corazón por tu comprensión!

LIBROS DE LA AUTORA

- **ALERGIAS**. Alimentos, Hierbas y Suplementos
- **ANSIEDAD**. Alimentos y Plantas Medicinales
- **ARTRITIS**. Alimentos y Plantas Medicinales
- **ARTROSIS**. Alimentos y Plantas Medicinales
- **COLESTEROL**. Alimentos y Plantas Medicinales
- **DIABETES**. Alimentos, Hierbas y Suplementos
- **ESTREÑIMIENTO**. Alimentos y Plantas Medicinales
- **FIBROMIALGIA**. Alimentos y Plantas Medicinales
- **GASTRITIS**. Alimentos y Plantas Medicinales
- **HEMORROIDES**. Alimentos y Plantas Medicinales
- **HIPERTENSIÓN**. Alimentos y Plantas Medicinales
- **INSOMNIO**. Alimentos y Plantas Medicinales
- **MENOPAUSIA**. Alimentos y Plantas Medicinales
- **REFLUJO**. Alimentos y Plantas Medicinales
- **SIBO**. Alimentos y Plantas Medicinales
- **VARICES**. Alimentos y Plantas Medicinales

"Raíces que Inspiran: De los Obstáculos a Nuevos Horizontes"

Nacida en 1971, en Gáldar, Gran Canaria, Isabel creció en un entorno cargado de tradición y sabiduría ancestral. Rodeada de los conocimientos de su tierra, aprendió desde pequeña a apreciar el poder sanador de las plantas medicinales, los remedios caseros y la importancia de la alimentación como pilares para cuidar la salud del cuerpo y el alma. Este legado, transmitido de generación en generación, no solo marcó su infancia, sino que encendió en ella una pasión profunda por la medicina natural, una pasión que más tarde se convertiría en el motor de su vida.

El camino, sin embargo, no fue fácil. En su juventud, Isabel se enfrentó a una etapa llena de desafíos: tras separarse, asumió sola la responsabilidad de criar a sus hijas. Eran tiempos complicados, donde la maternidad la empujaba al límite de su fortaleza, pero también alimentaba su determinación de seguir adelante. A pesar de los momentos de incertidumbre, nunca flaqueó. Su fuerza residía en una convicción férrea: mantenerse fiel a sus valores y a su conexión con la salud natural, que siempre había sido su refugio e inspiración.

Lejos de detenerla, las adversidades avivaron su pasión por aprender. Robaba horas al día y a la noche para sumergirse en libros, estudiar plantas medicinales y explorar nuevas formas de sanar. Durante años, dedicó cada momento disponible a estudiar naturopatía, nutrición y terapias complementarias. Todo su esfuerzo no solo ha beneficiado a su familia, sino que ha dejado una huella en las muchas personas que han acudido a ella buscando consejo, confianza y una guía clara para transformar sus vidas.

El verdadero punto de inflexión llegó en los años 90, cuando, decidida a profesionalizar su vocación, se formó como terapeuta en naturopatía y salud alternativa. Esta decisión fue el catalizador que abrió nuevas puertas y multiplicó su impacto. Su conocimiento, junto con su pasión genuina, la impulsó a ayudar a un mayor número de personas; cada historia de sanación reforzaba su propósito, mientras reconstruía su vida desde su pasión por ayudar.

Pero su espíritu inquieto aún deseaba más. En 2017, impulsada por el deseo de inspirar y guiar desde la distancia, dio un paso audaz: comenzó a escribir con el propósito de compartir todo lo que había aprendido. Sus libros, nacidos desde la experiencia y redactados con un lenguaje auténtico y cercano, no solo transmiten conocimientos, sino que también empoderan a quienes buscan vivir con más salud y equilibrio. Cada página refleja su calidez, ofreciendo recetas, consejos y alternativas naturales que invitan a sus lectores a una transformación desde lo más esencial.

Hoy, las obras de Isabel han tocado la vida de muchas de personas, especialmente aquellas que enfrentan incertidumbre sobre su salud o buscan reconectar con un estilo de vida más consciente. Su historia es un recordatorio de que, incluso en las pruebas más difíciles, es posible encontrar un propósito mayor. Su resiliencia y constancia han hecho posible no solo transformar su propia vida, sino también iluminar el camino para quienes buscan bienestar en la conexión entre lo natural y lo humano. Su legado y trabajo son una celebración de la vida en armonía con la naturaleza y de la conexión entre lo humano y lo natural–una prueba viviente de que los obstáculos pueden convertirse en cimientos para construir nuevos horizontes, y una invitación a cuidarnos desde el respeto, la consciencia y nuestra relación con la naturaleza.

BIBLIOGRAFIA Y ESTUDIOS CIENTIFICOS

1. "Plantas Medicinales de uso en España" - Font Quer, P.

2. "The Essential Guide to Herbal Safety" - Simon Mills y Kerry Bone.

3. "Herbal Medicine: Biomolecular and Clinical Aspects" - Iris F. F. Benzie y Sissi Wachtel-Galor.

4. "The Complete Herbal Tutor: The Definitive Guide to the Principles and Practices of Herbal Medicine" - Anne McIntyre.

5. "Encyclopedia of Herbal Medicine" - Andrew Chevallier.

6. "Herbal Remedies" - Andrew Chevallier.

7. "The Earthwise Herbal: A Complete Guide to Old World Medicinal Plants" - Matthew Wood.

8. "Guía de las plantas medicinales" - Lesley Bremness.

9. "Materia Médica Vegetal" - Jorge Alonso.

10. "The Modern Herbal Dispensatory: A Medicine-Making Guide" - Thomas Easley y Steven Horne.

11. "Plantas Medicinales en la Amazonía Peruana: Realidad y Perspectivas" - Luis Delgado y Rodolfo Vásquez.

12. "The Green Pharmacy: New Discoveries in Herbal Remedies for Common Diseases and Conditions" - James A. Duke.

13. "Healing Herbal Teas: Learn to Blend 101 Specially Formulated Teas for Stress Management, Common Ailments & More" - Sarah Farr.

14. "Herbal Antivirals: Natural Remedies for Emerging & Resistant Viral Infections" - Stephen Harrod Buhner.

15. "Medicinal Plants of the World: Chemical Constituents,

Traditional and Modern Medicinal Uses" - Ivan A. Ross.

16. "Phytotherapy Desk Reference" - Kerry Bone.

17. "A Modern Herbal" - Mrs. M. Grieve.

18. "Plantas Medicinales: La realidad de una tradición milenaria" - Francisco Javier García Bacca.

19. "The Herbal Handbook: A User's Guide to Medical Herbalism" - David Hoffmann.

20. "Plantas medicinales: El Dioscórides renovado" - Pius Font i Quer.

ESTUDIOS CIENTÍFICOS

1. "Topical application of Aloe vera for the treatment of acute and chronic hemorrhoids" - Dabur Research Foundation.

2. "The efficacy of Aloe vera gel in the treatment of first and second-degree hemorrhoids: a randomized controlled trial" - Koochek, A., et al.

3. "Aloe vera: A short review" - Surjushe, A., et al.

4. "Bilberry (Vaccinium myrtillus) in the treatment of chronic venous insufficiency and hemorrhoids" - Canter, P. H., et al.

5. "The clinical applications of Vaccinium myrtillus (bilberry) in ophthalmology and beyond" - Zafra-Stone, S., et al.

6. "Therapeutic applications of Vaccinium myrtillus (bilberry) for the treatment of hemorrhoids" - Basu, A., et al.

7. "Horse chestnut seed extract for chronic venous insufficiency" - Pittler, M. H., et al.

8. "The effectiveness of Aesculus hippocastanum (horse chestnut) for the treatment of chronic venous insufficiency" - Sirtori, C. R.

9. "Horse chestnut seed extract for venous insufficiency and hemorrhoids" - Siebert, U., et al.

10. "Effect of psyllium hydrophilic mucilloid on constipation and hemorrhoids during pregnancy" - Fernandez-Banares, F., et

11. "Psyllium husk in the treatment of hemorrhoids: a randomized, controlled study" - McRorie, J. W., et al.

12. "The role of dietary fiber in the treatment of hemorrhoids" - Alonso-Coello, P., et al.

13. "The use of witch hazel (Hamamelis virginiana) extracts for the treatment of hemorrhoids" - Blumenthal, M., et al.

14. "Clinical efficacy of a witch hazel ointment in the management of hemorrhoids: a randomized, controlled trial" - Beer, A. M., et al.

15. "Hamamelis virginiana (witch hazel) and its therapeutic traditional uses for hemorrhoids" - Gruenwald, J., et al.

16. "Omega-3 fatty acids in inflammation and autoimmune diseases" - Simopoulos, A. P.

17. "The role of omega-3 fatty acids in the management of inflammatory conditions" - Calder, P. C.

18. "Omega-3 fatty acids and their role in the treatment of hemorrhoids" - Kremer, J. M., et al.

19. "Flaxseed (Linum usitatissimum) as a source of polyphenols and fiber for the treatment of hemorrhoids" - Goyal, A., et al.

20. "Therapeutic applications of flaxseed in the management of hemorrhoids" - Prasad, K.

21. "The effects of flaxseed consumption on bowel health and hemorrhoids" - Bloedon, L. T., et al.

22. "Vitamin E in dermatology" - Thiele, J. J., et al.

23. "The role of vitamin E in the treatment of chronic venous insufficiency and hemorrhoids" - Segre, T. V.

24. "Potential benefits of vitamin E in the management of hemorrhoids" - Zingg, J. M., et al.

25. "Ginkgo biloba in the treatment of chronic venous insufficiency and hemorrhoids: a review" - Pittler, M. H., et al.

26. "The effectiveness of Ginkgo biloba extract in the treatment of hemorrhoids" - Kleijnen, J., et al.

27. "The use of Ginkgo biloba for the treatment of hemorrhoids: a systematic review" - Bone, K.

28. "Ginger (Zingiber officinale) in the management of gastrointestinal disorders" - Ali, B. H., et al.

29. "The effects of ginger on gastrointestinal function and its potential use in the treatment of hemorrhoids" - Lete, I., et al.

30. "Ginger for health benefits and its role in the treatment of hemorrhoids" - Mashhadi, N. S., et al.

31. "Chamomile (Matricaria chamomilla) as a therapeutic option for hemorrhoids" - McKay, D. L., et al.

32. "The efficacy of chamomile in the treatment of hemorrhoids: a randomized clinical trial" - Srivastava, J. K., et al.

33. "Chamomile: A herbal medicine of the past with bright future" - Srivastava, J. K., et al.

34. "Ruscus aculeatus in the treatment of chronic venous insufficiency and hemorrhoids" - Pittler, M. H., et al.

35. "Efficacy of Ruscus aculeatus extract in the management of hemorrhoids" - Michel, P., et al.

36. "Therapeutic efficacy of Ruscus aculeatus in the treatment of hemorrhoids" - Vanscheidt, W., et al.

37. "Red vine leaf extract (Vitis vinifera) for the treatment of chronic venous insufficiency and hemorrhoids" - Belcaro, G., et al.

38. "The role of Vitis vinifera in the management of hemorrhoids" - di Pierro, F., et al.

39. "Clinical applications of red vine leaf extract in the treatment of hemorrhoids" - Kiesewetter, H., et al.

40. "Red vine leaf extract in the treatment of chronic venous insufficiency: a review". Autores: Suter A, Bommer S, Rechner J.

AVISO LEGAL Y CREDITOS	**2**
Prólogo: Una Guía para el Bienestar	**3**
INTRODUCCIÓN	**4**
LAS HEMORROIDES	**5**
Síntomas	7
Tipos de hemorroides	12
Causas	14
Posibles complicaciones	21
Disminución de los síntomas y prevención	27
Recomendaciones adicionales	30
Higiene local	31
Consejos prácticos para el cuidado diario	32
Otros consejos adicionales	33
Pruebas médicas diagnósticas	35
Signos de alarma	37
PREGUNTAS Y RESPUESTAS	**38**
128 Preguntas y respuestas	38
PLAN PRACTICO RECOMENDADO	**54**
SUPLEMENTOS NUTRICIONALES	**56**
Precauciones esenciales	57
Suplementos nutricionales y hemorroides	57
Aloe vera	58
Arándano	59
Castaño de Indias	59
Hamamelis	60

Lino, Semillas de ... 61
Omega-3 ... 62
Psyllium, Fibra de ... 63
Vitamina E ... 64
Efectos adversos, contraindicaciones e interacciones ... 65
  Aloe vera ... 65
  Arándanos ... 66
  Castaño de Indias ... 66
  Hamamelis ... 66
  Lino, Semillas de ... 67
  Omega 3 ... 67
  Psyllium, Fibra de ... 67
  Vitamina E ... 68

ALIMENTOS QUE TRANSFORMAN ... 69

Comprendiendo el vínculo entre nutrición y salud ... 70
Alimentos y hemorroides ... 72
Crisis hemorroidales: Alimentos y bebidas a evitar ... 73
Alimentos que curan según la MTC ... 75
  Albaricoque (Prunus armeniaca) ... 75
  Calabaza (Cucurbita moschata) ... 76
  Cilantro o coriandro (Coriandrum sativum) ... 76
  Higo (Ficus carica) ... 76
  Judía adzuki o azuki (Phaseolus angularis) ... 77
  Kiwi (Actinidia chinensis) ... 77
  Sésamo (Sesamum indicum) ... 77

Tofu ... 77
Otros alimentos recomendables ... 78
Remedios adicionales para uso tópico ... 78
   Patata ... 78
   Ajo ... 79
   Ajo ... 79
   Tomate ... 79
   Patata ... 79
   Aceite de ricino ... 80
   Ajo, laurel y clavos de olor ... 80
Alimentos y bebidas recomendados para las hemorroides ... 80
Alimentos y bebidas a limitar o evitar ... 81
Formas de cocinar y salud ... 83
Apoyo para hemorroides: Recetas fáciles y deliciosas ... 85
   Desayunos ... 85
   Almuerzos ... 86
   Meriendas ... 89
   Cenas ... 90

ZUMOS Y JUGOS ... 94

   Beneficios para las hemorroides ... 95
   Beneficios generales para la salud ... 97
   Diferencias entre los zumos caseros y los comerciales ... 98
   Ventajas de los zumos y jugos caseros ... 100
   Posibles efectos adversos ... 101
   El mejor momento para tomarlos ... 102

Consejos de preparación — 103
Recomendaciones generales — 104
Recetas sugeridas — 106

PLANTAS MEDICINALES — 116

Información importante — 118
Pautas para el uso de los remedios herbales — 119
Medidas — 119
Plantas eficaces para uso externo — 119
Plantas eficaces para uso interno — 121
  Aloe vera (Aloe barbadensis) — 122
  Castaño de Indias (Aesculus hippocastanum) — 122
  Ginkgo biloba (Ginkgo biloba L.) — 122
  Hamamelis (Hamamelis virginiana) — 123
  Jengibre (Zingiber officinale) — 123
  Manzanilla (Chamaemelum nobile) — 123
  Rusco (Ruscus aculeatus) — 124
  Vid roja (Vitis vinifera) — 124
Recetas de fitoterapia — 125
Pasos simples para preparar una tintura — 125
Conoce todo lo necesario sobre las plantas — 127
  Aloe vera (Aloe barbadensis) — 127
  Caléndula (Calendula officinalis) — 129
  Castaño de Indias (Aesculus hippocastanum) — 132
  Cola de caballo (Equisetum arvense) — 134
  Ginkgo (Ginkgo biloba) — 138

Hamamelis (Hamamelis virginiana) 140
Jengibre (Zingiber officinale) 142
Manzanilla (Matricaria chamomilla) 146
Rusco (Ruscus aculeatus) 148
Vid roja (Vitis vinifera) 150

"Tu Bienestar: Mi Misión" 153

NOTA FINAL 154

LIBROS DE LA AUTORA 155

"Raíces que Inspiran: 156

De los Obstáculos a Nuevos Horizontes" 156

BIBLIOGRAFIA Y ESTUDIOS CIENTIFICOS 158

www.ingramcontent.com/pod-product-compliance
Lightning Source LLC
Chambersburg PA
CBHW050217230526
45470CB00001B/429